W0411039

Aus dem Programm Huber: Psychologie Sachbuch

Michael Millner

Das Beta-Kind

Fernsehen und kindliche Entwicklung aus kinderpsychiatrischer Sicht

Mit einem Vorwort von Professor Dr. Jo Groebel

Verlag Hans Huber
Bern · Göttingen · Toronto · Seattle

Adresse des Autors:
Univ.-Doz. Dr. med. M. Millner
Universitätsklinik für Kinder- und Jugendheilkunde
Arbeitsgruppe für Kinderneuropsychiatrie
A-8036 Graz

Umschlagillustration: Sybille Zerling, Berlin

Die Deutsche Bibliothek – CIP-Einheitsaufnahme

Millner, Michael:
Das Beta-Kind : Fernsehen und kindliche Entwicklung aus kinderpsychiatrischer Sicht / Michael Millner. Mit einem Vorw. von Jo Groebel. – 1. Aufl. – Bern ; Göttingen ; Toronto ; Seattle : Huber, 1996
(Aus dem Programm Huber: Psychologie-Sachbuch)
ISBN 3-456-82749-0

1. Nachdruck 2002
1. Auflage 1996

Satz: Satzspiegel, Bovenden
Druck: AZ Druck und Datentechnik, Kempten
Printed in Germany

Meinen Eltern in großer Dankbarkeit gewidmet

Inhaltsverzeichnis

Geleitwort

Das immerhin schon mehr als 50 Jahre existierende Medium Fernsehen ist immer noch für große gesellschaftliche Diskussionen gut. So gibt es die in regelmäßigen Abständen wiederkehrende Gewaltdebatte, so klagen vor allem Lehrer über die geringe Konzentrationsfähigkeit vielsehender Kinder.

In den ersten Monaten des Jahres 1996 gab es einen neuerlichen Höhepunkt in den USA mit dem Beschluß, den sogenannten «V-Chip» (Violence Chip) einzuführen. Zukünftig sollen Fernsehgeräte so ausgestattet sein, daß ein während gewalttätiger Programme ausgestrahltes Signal (technisch ähnlich wie beim Verkehrsfunk) auf Wunsch der Eltern die Sendung ausblendet. Man fragt sich, ob es nicht wichtiger wäre, vor allem die Medienkompetenz der Kinder zu erhöhen oder auch etwas mehr über eine konstruktivere Programmgestaltung nachzudenken; zumal die «Risikogruppen» leider am wenigsten von ihren Eltern medienpädagogisch begleitet werden.

Einen Diskussionsbeitrag zu diesen Risikogruppen liefert Michael Millners Buch über das «Beta-Kind». Nachdem es bereits tausende psychologische und pädagogische Studien zum Thema Fernsehen und Kinder gibt, liegt damit nun auch eine Arbeit aus kinderpsychiatrischer Sicht vor.

Auf der Grundlage praktischer Beobachtungen nimmt der Autor einen kämpferischen Standpunkt ein, indem er dem Fernsehkonsum einen verhaltensschädlichen Einfluß zuweist und für größere TV-Abstinenz der Kinder plädiert.

Auch wenn ich selbst eher der Meinung bin, daß Fernsehen viele konstruktive Seiten hat, die im Unterricht und im Elternhaus nutzbar gemacht werden können, begrüße ich doch diesen diskussionsfördernden Beitrag. Ihm müßten nun saubere empirische Untersuchungen aus der Kinderpsychiatrie folgen.

Vor allem scheint mir wichtig, die Korrespondenz zwischen Verhaltensstörungen und bestimmten Formen des Fernsehkonsums genauer zu erforschen. Nicht so sehr eine pauschale Schädlichkeit steht dann vermutlich zur Debatte, sondern eher ein differentialdiagnostischer Ansatz, der für bestimmte Persönlichkeiten, bestimmte soziale Umstände und spezifische Programmformen und Nutzungsweisen eine Risikoeinschätzung ermöglicht. Dieser Ansatz könnte dann auch Aussagen über positive und kommunikationsfördernde Konstellationen im Zusammenhang mit Fernsehen machen.

Was wir brauchen, und hier bietet Michael Millners Buch einen weiteren wichtigen Beitrag, ist vor allem die offene Diskussion zwischen Eltern, Kindern, Lehrern, Wissenschaftlern, Politikern und Programmanbietern, so wie wir es auch in unserem «Bericht zur Lage des Fernsehens» für den deutschen Bundespräsidenten (initiiert von Richard von Weizsäcker und fortgesetzt von Roman Herzog) vorgeschlagen haben.

Utrecht, im März 1996 Prof. Dr. Jo Groebel

Vorwort

Irgendwann vor acht oder neun Jahren wurde mir ein «hyperaktiver» Grundschüler ambulant vorgestellt. Wie sich herausstellte, stand die Störung seiner Aufmerksamkeit, seines Verhaltens und seiner Impulskontrolle in engem Zusammenhang mit seinem immensen TV-Konsum.

Von da an war mein Interesse geweckt und ich begann, möglichen Auswirkungen des Fernsehens auf die kindliche Entwicklung nachzugehen.

Die Phänomene dieses faszinierenden Mediums wurden in den letzten Jahrzehnten vielfältig und aus den verschiedensten Perspektiven erforscht. Es gibt zahlreiche Untersuchungen zum Thema Fernsehen und Kinder aus der Sicht der Werbeindustrie, aus psychologischer, aus soziologischer oder aus pädagogischer Sicht – also überwiegend aus der Sicht und für die Welt der Erwachsenen. Aber aus der Sicht des einzelnen Kindes gibt es wenig(e).

Zudem macht die Vielzahl von Einflüssen, die auf ein Kind während seiner Entwicklung einwirken und sich gegenseitig verstärken oder abschwächen, wissenschaftliche Untersuchungen ziemlich schwierig. *Judith van Evra* hat in ihrem Buch *«Television and child development»* [1] mehr als 50 Variable zusammengestellt, die es für wissenschaftliche Studien zum Thema TV und Kinder synoptisch zu beachten gelte.

Aus methodischer Sicht ist das zur Zeit utopisch. So dringend nötig wissenschaftliche Studien anstehen, sie kommen angesichts der Komplexität der Fragestellungen naturgemäß nur langsam voran; und nicht selten sind die Ergebnisse widersprüchlich.

Das vorliegende Buch faßt nicht die Ergebnisse eigener oder die wissenschaftlichen Untersuchungen anderer zusammen, sondern zeichnet auf dem Boden verfügbaren Wissens jene durchaus subjektiven Erfahrungen und Überlegungen auf, die ich in den letzten eineinhalb Jahrzehnten zum Thema gemacht habe – als Vater, als Pädiater und als Kinderpsychiater.

Auf den Weg gebracht haben mich u. a. die großartigen Studien *Jean Piagets* zur kindlichen Entwicklung. Die Grundpfeiler seiner Erkenntnisse sind die physiologischen Gegebenheiten der Innenwelt des Kindes einerseits und die unverrückbaren physikalischen Gesetze seiner Außenwelt andererseits. Aber seit das Medium TV von einer beliebigen, «kleinen» Wahrnehmungsquelle zum rund um die Uhr verfügbaren «großen Bruder» geworden ist, hat sich ein neuer Entwicklungsfaktor hinzugesellt, den es zu beachten gilt: das TV, die «Beta-Welt».

Im Geiste *Piagets* werde ich im folgenden versuchen, die Entwicklung eines Kindes nachzuzeichnen, das vom ersten Lebenstag an in und mit dieser neuen Fernseh-Welt aufwächst. Nicht in einer objektiven, ausgewogenen Darstellung der positiven und negativen Seiten des Mediums, sondern aus kinderpsychiatrischer Sicht und aus der subjektiven Perspektive des vielfernsehenden Kindes.

All jene, die mir mit Anregungen, Geduld und viel Verständnis zur Seite standen, haben zur Entstehung dieses Buches viel beigetragen. Bei ihnen möchte ich mich herzlich bedanken.

Möge es Eltern und allen jenen, die mit der Entwicklung von Kindern zu tun haben, ein nützlicher Wegbegleiter sein.

Sommereben, im Frühjahr 1996 Michael Millner

1. Die Alpha-Welt und die Beta-Welt

Das Medium bewegter Bilder ist mehr als hundert Jahre, und das Fernsehen ist an die fünfzig Jahre alt. Warum also heute noch ein Buch über das Fernsehen? Was gibt es Neues zum Thema?

Die Antwort liegt dort, wo sich Fernsehen in den letzten zwei Jahrzehnten ganz wesentlich verändert hat: Spätestens seit dem Quantensprung zum Satellitenfernsehen und am Vorabend des interaktiven Fernsehens hat modernes TV nichts mehr gemein mit dem Kino der fünfziger Jahre, oder gar mit dieser kleinen Kiste, die man damals auf dem Wohnzimmerschrank stehen hatte.

Moderne Bildmedien sind ein neues Element geworden, ein ganz neuer Grundstoff unserer Erde, von dem wir noch nicht einmal annähernd wissen, was in den nächsten Jahrzehnten aus ihm wird, zu welchen «chemischen Reaktionen» dieses neue Element fähig ist, und welche womöglich ganz neuen Verbindungen dabei entstehen werden.

«Die Zeit, in der wir leben, ist erst die Wiegenzeit des Fernsehens» – dieser Satz gilt heute noch genauso wie 1983, als ihn *Neil Postman* schrieb [2, S. 89] und niemand weiß heute, was sich in 100 Jahren aus dem Medium entwickelt haben wird. Oder wer hätte 1906 – also vor 90 Jahren – gedacht, daß die Erfindung des Automobils einmal etwas mit dem Waldsterben zu tun haben könnte – oder gar mit einer gefährlichen Überwärmung unserer Erde? Und wer hätte sich bei der Erfindung der Kathodenstrahlröhre gedacht, daß J.F. Kennedy mit Hilfe solcher Fernseh-Kathodenstrahlröhren Präsident der Vereinigten Staaten von Amerika werden würde?

Wir Studenten, die wir 1968 nach mehr Information geschrien haben – hätten wir uns je träumen lassen, daß wir wenige Jahre später an dem unüberschaubaren medialen Informationsschwall fast ersticken würden?

Mittlerweile aber prägt diese Informationslawine alles und uns alle: von der Politik bis zur Religion, von der Wissenschaft bis zum Sport, und alles kennen wir praktisch nur mehr aus den Medien. Bewegte Bildmedien haben als eine neue Kommunikationsform längst begonnen, die Welt umzuformen, ja eine zweite Welt zu schaffen, eine zweite Realität, mit ganz anderen sozialen, moralischen, ökonomischen und sogar physikalischen Gegebenheiten: die Beta-Welt.

Gerade in Ländern mit wenig «westlicher» Infrastruktur ist mit der Beta-Welt, vor allem mit den TV-Satelliten* eine besonders jähe Veränderung hereingebrochen. Eine Telenovela des südamerikanischen Mediengiganten TV-Globo erreicht mittlerweile auch die entlegenste Indio-Hütte am Amazonas und gelegentlich verschmelzen Fiktion und Wirklichkeit:

> Im Dezember 1994 ermordete der Globo-Schauspieler Guilherme de Pádua seine Kollegin Daniela Perez. Beide hatten in der selben Novela ein Liebespaar gespielt. Pádua stellte dem Starlet aber auch privat nach. Gloria Perez, die Mutter des Mordopfers, hatte keine Zeit zu trauern; sie war die Autorin der Seifenoper und mußte die Handlung noch in derselben Woche umschreiben.

Mit der Beta-Welt meine ich viel mehr als die TV-Kiste im Wohnzimmer: Beta-Welt meint die ganze neue Multimedia-Welt, diesen «Multimedia-Kiosk» von (interaktivem) Fernsehen, Videorekorder, Computerspielen, von (interaktiver) CD und Computer-Netzwerken, allesamt global vernetzt mittels jener Datenautobahnen, die gerade entstehen und in ihrer Bedeutung von manchen sogar mit der Erfindung des elektrischen Stroms oder des Buchdrucks

* Ein einzelner digitaler TV-Satellit wird dank digitaler Technik und neuer, ausgeklügelter Verfahren der Datenreduktion bis zu 200 Programme transportieren können. Die 4 Astra Satelliten 1 A, 1 B, 1 C und 1 D bedienen in Europa etwa 16 Millionen Haushalte. Die Starts der digitalen Nachfolger sind für 1995 (1 E) bzw. für 1996 (1 F) angesetzt.

verglichen werden. Währenddessen hat sich der einzeln stehende Personal Computer der sechziger Jahre (stand alone PC) längst zu einem unglaublich vielseitigen und flexiblen Arbeits-, Spiel- und Kommunikationsgerät gemausert.

Die bekannte Computer-Firma Apple pries 1995 ihr neues Multimedia-Wunder mit dem Slogan an: *Videorekorder, Fernseher, CD-Player, Terminplaner, Karteikästen, Spielekonsole mit diversen Spielen, Diktiergerät, Fax-Gerät, Fotoalben, Stereo-Lautsprecher, Adreßbuch, Computer + Software, diverse Lexika: Preiswert abzugeben.*

Aber gerechtfertigt scheint der Begriff «Beta-Welt» erst, wenn man den heute vervielfachten Konsum dieses überwiegend univektoriellen Mediums in Rechnung stellt, in seiner neuen Eindringlichkeit und in seiner totalen Verfügbarkeit, rund um den Erdball, 24 Stunden am Tag.

Die absolute Hektik heutiger TV-Sender, die optische und akustische Überdrehtheit heutiger Signations, die ultimative Zeitraffung heutiger TV-Nachrichtensendungen, die zahllosen, hochdramatischen Vorschauen, die eine Sendung noch einmal verkürzen, um sie noch einmal heißer zu machen, die extremen und gewalttätigen Computerspiele und nicht zuletzt der Beginn des interaktiven TVs, diese neue Welt vom Frühstücks-TV über das Computer-Kriegsspiel bis zum Mitternachts-Horror – das alles hat aus der schlichten Fernseh-Unterhaltung der Frühzeit die Beta-Welt der Spätzeit gemacht.

Und gerade ist die erste Generation erwachsen geworden, die mit und in dieser Nebenwelt aufgewachsen ist: die Beta-Kinder. Die sind anders als all ihre Vorgänger in der Geschichte der Menschheit. Das sind Kinder, die täglich bedroht werden und die sich ständig im Krieg befinden – ob im TV-Golfkrieg oder in TV-Bosnien, in TV-Ruanda oder in TV-Tschetschenien.

Aber wenn die Fenster Ihrer eigenen Wohnung auf einen Hof gingen, wo tagtäglich Hinrichtungen stattfänden und Ihre Kinder schauten tagtäglich zu: was sonst würden Sie tun, als schleunigst in eine andere Wohnung zu ziehen? – Heutiges Fernsehen, also die Beta-Welt, steht vielfach für diesen Hinterhof.

Beta-Kinder sind die ersten Kinder, die sich ihre Welt physikalisch nicht mehr erobern mußten, sondern sie vom ersten Lebenstag an vorgesetzt bekamen. Beta-Kinder sind nicht bloß Kinder, die eben fernsehen, sondern Kinder, die mit der totalen Verfügbarkeit des Mediums groß geworden sind, 24 Stunden am Tag und an jedem noch so entlegenen Punkt dieser Erde; Kinder, deren gesamte Persönlichkeitsentwicklung geprägt ist von dieser neuen Welt, der Beta-Welt; Kinder, die unter noch nie dagewesenen Lebensbedingungen aufgewachsen sind, wie Pflanzen mit einem unbekannten Düngemittel.

Ein Beta-Kind ist ein Kind in einem kreisförmigen Zimmer, mit rundherum acht Türen an den Wänden, die rasch hintereinander auf- und zugehen: In der ersten Tür erscheint ein Mann, der einen anderen erwürgt, in der zweiten eine schöne Frau, die sich gerade einseift, in der dritten ein schreiender Mann vor einem Mikrofon, in der vierten eine Frau, die gerade vergewaltigt wird, in der fünften ein Mann, der sich über ein rotes Auto freut, in der sechsten ein am Boden liegender Toter, dem ein Bein abgerissen ist, in der siebten ein Flugzeugwrack und in der achten ein tobender Hurrikan.

Das ist die rasende Bilderflut der Beta-Welt, mit ihren verzerrten, verkürzten und zerstückelten Handlungsfetzen, mit ihrer unrealistisch hohen, auf die Spitze getriebenen Impulsdichte.

Wir sind ratlos. Und die rasante technische Entwicklung treibt uns immer schneller vor sich her: Neue Informationstechnologien werden Fernseh-, Video- und Computerprogramme bald so vernetzt haben, daß dem Endverbraucher Hunderte davon – und zwar an nahezu jedem Punkt der Erde – zur Verfügung stehen. 500 TV-Programme und mehr für jeden einzelnen Konsumenten sind längst keine Utopie mehr. Dabei haben sich juristische und ethische Fragen ergeben, die längst nicht mehr national, sondern – wenn überhaupt – nur mehr auf internationaler Ebene lösbar sind. Denn wer sonst, wenn nicht internationale Gremien, könnte angesichts dieser globalen Fragestellungen ethische Standards setzen?

Derweil diskutieren wir Kinderpsychiater irgendwelche Teilaspekte zum Thema TV, «diskutieren kontroversiell», was wir längst konsensuell als neue Herausforderung hätten in Angriff nehmen müssen.

Und derweil wächst die nächste Generation Beta-Kinder heran.

2. Die normale Entwicklung der Wahrnehmung beim Kind

Es ist wie mit den Auswirkungen der Beschleunigung auf den Menschen in Raketen: Bevor der erste Mensch in den Weltraum befördert wurde, waren Auswirkungen extremer Beschleunigung auf den Organismus unbekannt und unvorstellbar. Und so war es bis vor kurzem auch mit den komplexen Wahrnehmungsvorgängen eines heranwachsenden Kindes. Alles Erlernen von Zeit, zeitlichen Bezügen, von Raum und räumlichen Bezügen, geschah immer nur innerhalb der unabänderlichen physikalischen Gesetzmäßigkeiten der Alpha-Welt.

Kein heranwachsendes Kind mußte zu den Gesetzen der Physik gesondert «erzogen» werden – denn diese Gesetze sind von Natur aus unumstößlich, sozusagen «unnachgiebig», und gerade deshalb werden sie auch so rasch erlernt. Niemals würde ein Kind etwa das freie Gehen in wenigen Monaten so mühelos erlernen, wenn die Gesetze der Schwerkraft von Tag zu Tag verschieden wären – launisch wie schlechte Eltern.

Nun aber, im Zeitalter der Beta-Welt, sind die Gesetze der Physik für das heranwachsende Kind auf einmal gar nicht mehr so unumstößlich. In der Beta-Welt, da ist auf einmal die Raffung der Zeit, die Dehnung der Zeit möglich geworden und auf die Gesetze der Schwerkraft kann sich das Beta-Kind nur mehr bedingt verlassen. Das Kleinkind findet in der Beta-Welt die Realitäten und Gesetzmäßigkeiten der realen Welt, der Alpha-Welt, durcheinandergewirbelt und oft kann es die physikalischen Gesetze und Spielregeln der einen TV-Sendung in der nächsten gar nicht mehr wiederfinden.

Dazu kommt diese extrem «univektorielle» Form der Kommunikation mit dem Medium TV: Passiv muß das Beta-Kind diese unüberschaubare Flut von Wahrnehmungen über sich ergehen lassen, auf kein einziges Ereignis kann es *re-agieren*, mit keinem einzigen kann es interagieren, den Informationsgehalt eingreifend, im Veränderungsversuch hinterfragend erfassen. *Mary Wynn* hat gesagt: *«Reading is a two-way process ... television viewing is a one-way street»* [3].

Der Entwicklungspsychologe *Jean Piaget* hat in den vierziger und fünfziger Jahren die Entwicklung des kindlichen Objektbegriffes, seiner räumlichen und zeitlichen Vorstellung sowie der Kausalität sehr genau untersucht [4]. Die von ihm gefundenen Gesetzmäßigkeiten haben sich im Laufe der Evolution entwickelt, und zwar auf der Basis der bestehenden physikalischen Gegebenheiten der realen Welt, der Alpha-Welt. *Piaget* konnte eindrucksvoll zeigen, daß sich Erkennen nicht auf das bloße Abbilden der gegebenen Realität beschränkt, sondern daß alle Erkenntnisprozesse die aktive und konstruktive Rolle des Subjektes erfordern und daß Lernen immer nur mit aktivem Umformen *(Transformation)* dieser Alpha-Welt funktioniert.

Nun aber stehen wir am Übergang zum 21. Jahrhundert vor einer neuen Situation: Das Medium der bewegten Bilder ist auf einmal mehr geworden als ein abwechslungsreiches Freizeitvergnügen, oder eine gelegentliche Informationsquelle, die man in Anspruch nehmen kann oder auch nicht. Es hat globale Bedeutung gewonnen, die sich auf einfach alles – von der Intimsphäre des Individuums bis zu weltumspannenden Veränderungen – auswirkt. Das Medium ist zu einer zweiten Welt geworden, zur Beta-Welt.

Nun mag diese Beta-Welt für den Erwachsenen bloß ein Additiv sein, etwas, das er zusätzlich zur Alpha-Welt konsumiert. Für das heranwachsende Kind hingegen wird die Beta-Welt zum Baustein seiner Entwicklung, ja zu einem Teil seines Weltbild-Fundamentes.

Nicht aus dem bewegten Bild an sich, nicht allein aus der «univektoriellen» Kommunikationsform mit dem Medium ergibt sich diese Bedeutung für die kindliche Entwicklung. Nicht das Medium Fernsehen an sich, sondern erst die Eskalation praktisch aller seiner Eigenschaften, seine globale Verfügbarkeit und die unglaubliche Steigerung seiner Eindringlichkeit – erst das alles hat aus dem Fernsehen der Frühzeit die Beta-Welt der Spätzeit gemacht.

Gegen heutige Kamerafahrten, Schnitt-Techniken, atemberaubende Tempi und rechnergesteuerte Spezialeffekte «machen sich alte Schwarz-Weiß-Filme wie ein gemütliches Märchenbuch aus» (meine zwölfjährige Tochter).

Im österreichischen TV-Sender «ORF» gab es unmittelbar nach den Abendnachrichten regelmäßig die Sendung «Zeit im Bild da capo», in der Nachrichten von vor etwa 25 Jahren in originalen S/W-Aufzeichnungen und mit Original-Kommentaren wiederholt wurden. Diese Sendung zeigte allabendlich nach den aktuellen TV-Nachrichten eindrucksvoll, wie sich der Stil, in dem TV gemacht wird, in den letzten 25 Jahren gewandelt hat.

Und weil das alles hauptsächlich «nur» unsere heranwachsenden Kinder betrifft, haben wir es mit einer entsetzlichen Verständnislosigkeit der Erwachsenen zu tun, die all das gar nicht so empfinden. Denn sie haben ihre Alpha-Welt längst fertig aufgebaut und erleben die Beta-Welt bestenfalls als Zugabe, als beiläufiges Additiv, das an ihnen nicht mehr allzu viel verändert. Erwachsene können nicht so ohne weiteres spüren, welche stark formende – oder deformierende – Kraft von dieser Beta-Welt für die Entwicklung des Kindes ausgeht. Ich möchte einen Vergleich bemühen:

Die Medizin weiß, welch großer Unterschied es ist, ob eine Virusinfektion ein kindliches Organ bereits im Embryonalstadium – oder erst nach der Geburt trifft.

Eine Infektion **nach** der Geburt mag die Funktion eines Organes zwar schwer beeinträchtigen – eine Fehlbildung wird sie niemals hervorrufen können.

Eine Infektion **vor** der Geburt hingegen, also noch im Mutterleib, hat einen völlig anderen Charakter: denn sie trifft das kindliche Organ mitten in seiner Entwicklung, während seiner strukturellen Organisation. Die Folge kann eine Fehl-Organisation, d.h. eine irreversible Fehlbildung des Organs sein, das sich von nun an «daneben entwickelt» und seine volle Funktion auch dann nicht mehr wiedererlangt, wenn die Infektion längst wieder abgeheilt ist.

Ähnliches scheint mir für den Entwicklungsfaktor Beta-Welt zu gelten: Beta-Welt-Ereignisse treffen das Kind mitten in seiner Entwicklung, beim Aufbau seiner Wirklichkeit; und haben daher ein viel größeres Gewicht, sind deshalb viel stärker prägend für das heranwachsende Kind. Also funktioniert die Beta-Welt vom ersten Tag an als *«Schule, Übungsfeld und Werkstatt beim Aufbau seiner Wirklichkeit»* [5]. Was für den Erwachsenen – mit dem fertigen Universum im Kopf – bloß Information und Unterhaltung ist, benützt das Kind zum Aufbau seiner Wirklichkeit.

Was aber geschieht, wenn ein Kind immer wieder versucht, sich mit dieser irrealen Beta-Welt seine Wirklichkeit aufzubauen? Wo sich Objekte nicht an die Gesetze der Schwerkraft halten, wo sich Raum, Zeit und Kausalität ziemlich willkürlich verhalten, wo sich zwischenmenschliche Ereignisse meist instabil und oft verzerrt darstellen – und überdies noch hinter dem Bildschirm-Glas? Das Beta-Kind kann hinsehen, aber nicht eingreifen; es kann mitleben, aber nichts verhindern. Es kann in die Auseinandersetzung mit der Welt nicht wirklich eintreten.

> *«Um nämlich Objekte zu erkennen, muß das Subjekt auf sie einwirken und infolgedessen transformieren: Es muß sie von der Stelle bewegen, verbinden, in Beziehung setzen, auseinandernehmen, wieder zusammensetzen ...»* [6].

Aus diesem Blickwinkel *Piagets'* möchte ich im folgenden die frühkindliche Entwicklung betrachten, um den Stellenwert der Beta-Welt zu orten.

Piaget hat in seinen bahnbrechenden Arbeiten gezeigt, daß das Kind erst einmal lernen muß, wie ein Objekt aussieht, wie es sich anfühlt usw., um es sich schließlich auch dann vorstellen zu können, wenn es im Moment gerade nicht in seinem Blickfeld liegt. Erst gegen Ende dieser Entwicklungsphase (*sensomotorisches Stadium I*, 0–18 (24) Monate) hat das Kind eine klare Vorstellung von Objekten im Kopf, auch wenn sie gerade nicht sichtbar sind. In den folgenden Entwicklungsjahren *(präoperatorisches Stadium II)* baut sich das Kind aus der gegebenen Realität immer komplexere Bilder und Bezüge *(Schemata*)* zusammen. Aber noch immer kann es die Welt nur aus dem eigenen Blickwinkel, aus der eigenen Perspektive sehen und verstehen. In diesem Stadium können Kinder z. B. noch nicht begreifen, wie denn eine bestimmte Szenerie, die sie gerade von vorne betrachten, eigentlich von hinten aussieht. Sie sind auch noch nicht imstande, die Welt aus der Perspektive eines anderen zu sehen und zu verstehen *(Egozentrismus)*.

2.1 Das räumliche Feld

2.1.1 Objektpermanenz

> Wenn man über ein Objekt ein Tuch breitet, um es zu verdecken, dann das Objekt hinter dem Tuch entfernt und schließlich das Tuch wieder lüftet, wird schon ein Kleinkind erstaunt sein, unter dem Tuch kein Objekt mehr vorzufinden. Die Verwunderung des Kleinkindes beweist, daß ihm die Existenz des Objektes auch bewußt geblieben war, während das Tuch darübergedeckt lag.

Mit solcherart Beobachtungen konnte *Piaget* zeigen, daß die Entwicklung eines Objektbegriffes beim Kind in sechs Stadien abläuft. Erst wenn es diese durchlaufen hat, kann es sich ein Objekt auch vorstellen, ohne es mit seinen Sinnen real wahrzunehmen *(Permanenz von Objekten)*. Nun läßt sich aus bewegten Bildmedien eine Objektpermanenz nicht lernen; im Gegenteil – in ihrer «Unverläßlichkeit» wirbeln sie alle Regeln ständig durcheinander.

---

* Von *J. Piaget* geprägter Terminus, ein «Topf» von zusammengehörigen Begriffen, der mit jeder neuen einschlägigen Wahrnehmung ausgestaltet, erweitert wird.

2.1.2 Objektkonstanz

Ein Pferd, das 20 m vom Betrachter entfernt auf einer Wiese steht und ein Dackel, der bloß 1 m entfernt ist, projizieren sich auf unserer Netzhaut etwa gleich groß. Trotzdem können wir erkennen, daß das Pferd größer ist.
Trabt dieses Pferd nun auf uns zu, dann projiziert es sich auf unserer Netzhaut zwar immer größer, wird von uns aber trotzdem nicht als «wachsendes Pferd» wahrgenommen, sondern als gleichbleibend großes Pferd, das eben näher kommt.
Wir sind also imstande, die konstante Größe eines Objektes richtig einzuschätzen, obwohl es sich z. B. zum Auge des Betrachters hinbewegt *(Größenkonstanz)*
Und obwohl die Silhouette eines Pferdes von vorne, von der Seite oder von hinten total verschieden aussieht, werden wir es immer als Pferd erkennen. Wir sind nämlich fähig, die konstante Form eines Objektes auch dann wahrzunehmen, wenn es sich aus verschiedenen Blickwinkeln ganz unterschiedlich darstellt *(Formkonstanz).*
Und ein und dasselbe braune Pferd wird – einmal im Morgenlicht, das andere Mal im Abendrot – in ziemlich verschiedenen Farbtönen schillern und wir sind trotzdem imstande, ihm bei jeder Beleuchtung dieselbe braune Farbe zuzuordnen. Diese Fähigkeit, die Farbe eines Objektes als konstant wahrzunehmen, obwohl sie sich bei verschiedener Beleutung recht unterschiedlich darbietet, wird als *Farbkonstanz* bezeichnet.

Die Regeln der Objektkonstanz – und mit ihnen die Fähigkeit, Objekteigenschaften als konstant zu begreifen, obwohl sie sich aus verschiedener Entfernung, aus verschiedener Perspektive oder bei verschiedener Beleuchtung ganz unterschiedlich darbieten – können nur in der Alpha-Welt mit ihren festen physikalischen Gesetzen erlernt werden. Die vielen widersprüchlichen Wahrnehmungen aus der Beta-Welt werden dazu wenig beitragen.

2.1.3 Konsistenz von Objekten

Piaget hat erkannt, daß das bloße Betrachten der Außenwelt noch keine wirkliche Lernerfahrung darstellt. Vielmehr ist dazu immer die aktive Rolle des Subjektes nötig.

Wenn ein Baby etwas über die Beschaffenheit eines Holzklötzchens erfahren will, wird es dieses immer wieder mit seinen Fingern, vor allem aber mit seinen Lippen und seiner Zunge bewegen und berühren, um seine Wahrnehmungen zu machen. Um z. B. die Objekteigenschaft «hart» zu lernen, muß nicht nur das Kind mit Fingern, Lippen und Zunge auf das harte Objekt einwirken, sondern ebenso das harte Objekt auf die kindlichen Tastorgane.

Erst beides zusammen vermittelt die Wahrnehmungserfahrung «hart» und bewirkt jenen Lernvorgang, an dessen Ende schließlich die abstrakte Vorstellung «hart» im Kopf des Kindes abgelegt wird. Auch diese Erfahrung kann nur in der realen Alpha-Welt, nicht aber in der Beta-Welt gemacht werden.

2.1.4 Objekt und Schwerkraft

Das Baby erfährt über eine Unzahl von Einzelbeobachtungen, wie sich ein Objekt im Raum verhält. Es dreht und wendet es, stößt es weg und greift wieder danach, läßt es fallen und holt es sich wieder. Und lernt jedesmal ein kleines Stück dazu – z. B. über die unverrückbaren Gesetze der Schwerkraft. Das Kind lernt also nicht nur durch Beobachtung mit den Augen, sondern mehr noch durch die reale und «interaktive» Tätigkeit seines eigenen Körpers im realen Raum, durch die Interaktion all seiner Sinne mit der Alpha-Welt.

Diese Erfahrungen kann das Kind nur im aktiven Widerstreit zwischen Objekt und Subjekt machen – und das ist mit den heutigen bewegten Bildmedien nun einmal nicht möglich.

2.1.5 Wiedererkennung des Objektes

Eines der Ziele jeder lernenden Wahrnehmung ist die Wiedererkennung des Objektes. Damit sich ein Wahrnehmungsvorgang einprägt, damit er überhaupt zu einem Lernvorgang wird, müssen die Einzelwahrnehmungen eine gewisse Ähnlichkeit zueinander aufweisen. Ohne einen bestimmten Anteil an Konstanz der Einzelbeobachtungen ist Lernen nicht möglich.

Die Wiedererkennung, also die rasche und sinnvolle Zuordnung eines Objektes verlangt ein bestimmtes Maß an Fehlertoleranz.

Viele Äpfel sind notwendig, damit das Kind eine ausreichende Vorstellung vom Begriff «Apfel» gewinnt. Der Apfel wird einmal etwas größer, einmal etwas kleiner, einmal etwas länglicher, einmal etwas kugeliger, einmal etwas rötlicher, einmal etwas grünlicher oder gelblicher sein und er wird auch jeweils verschieden riechen.

Also unterscheiden sich alle Einzelbeobachtungen naturgemäß ein wenig voneinander. Wenn diese kleinen Unterschiede zur aktuellen Beobachtung toleriert werden können, wird die Wiedererkennung eines Objektes funktionieren («Fehlertoleranz»). Auf der anderen Seite weisen die vielen Einzelbeobachtungen über Äpfel in der Alpha-Welt auch immer eine bestimmte Konstanz auf:

So ist ein Apfel nie viereckig, hat niemals eine blaue Farbe und riecht praktisch nie nach Zwiebel.

Dieses Verhältnis von Konstanz zu Varianz ist für den Lernvorgang «Wiedererkennung eines Objektes» entscheidend: Die **Konstanz** der Beobachtungen prägt dem Kind das Gemeinsame der Wahrnehmungen ein.

Äpfel sind immer eher rundlich, rötlich bis grünlich oder gelblich und haben einen Durchmesser von einigen Zentimetern …

Die **Varianz** der Beobachtungen prägt dem Kind die Streubreite der Möglichkeiten ein. Und die **Fehlertoleranz** den unterschiedlichen Einzelbeobachtungen gegenüber erlaubt dem Kind in Zukunft, einen Apfel, dessen aktuelle Größe, Form oder Farbe ihm bisher noch nie begegnet ist, trotzdem eindeutig als Apfel zu erkennen.

Anders ausgedrückt: Die Konstanz der Objekteigenschaften bei vielen verschiedenen Beobachtungen ermöglicht dem Kind, Objekte auch dann begrifflich zuzuordnen, wenn seine Eigenschaften von allen bisher wahrgenommenen etwas abweichen.

Ein Apfel wird trotzdem als Apfel erkannt, obwohl er so klein ist, wie bisher noch nie gesehen, so länglich ist, wie bisher noch nie beobachtet usw.

Das Verhältnis von konstanten zu varianten Beobachtungen entscheidet also darüber, wie rasch und wie sicher ein Objekt wiedererkannt und dann zugeordnet werden kann. Wäre die Varianz zu groß – d. h. würden sich Äpfel in ihren Eigenschaften immer ganz wesentlich voneinander unterscheiden, dann wäre der Aufbau des Objektbegriffes «Apfel» beim Kind kaum möglich.

Am Ende dieser unzähligen Interaktionen mit der dinglichen Welt hat sich das Kind ein abstraktes Bild von Objekt und Raum gebaut. Und das garantiert schließlich seinen perfekten Umgang mit Objekten und dem räumlichen Feld, seine perfekte räumliche Orientierung.

Alle Konzepte zur Wahrnehmungsentwicklung des Kindes gingen nun mit Recht davon aus, daß die Gesetze der Physik absolut konstant sind, daß es sich auf sie unbedingt verlassen kann.

Aber auf die Beta-Welt ist absolut kein Verlaß. Beta-Welt-Objekte sind ständigen, meist unvorhersehbaren Veränderungen unterworfen; die Gesetze der Objektpermanenz, der Objektkonstanz, der Perspektive und der Schwerkraft, alle werden sie ständig verändert und umgestoßen.

Ich halte es für möglich, daß extremer TV-Konsum schon in der frühesten Kindheit eine meßbare räumliche Orientierungsstörung zur Folge hat (siehe Kap. 4.2). Einschlägige wissenschaftliche Untersuchungen zu diesem Thema sind meines Wissens zur Zeit nicht verfügbar.

Jedenfalls sind die bisherigen Überlegungen zum räumlichen Feld auch als Denkmodell, als Vorübung gedacht, um das Folgende besser zu verstehen – nämlich die weitaus komplexeren Vorgänge im zeitlichen und vor allem im sozialen Feld.

2.2 Das zeitliche Feld

Auch die zeitliche Orientierung hat sich das Kind aus unendlich vielen Einzelerfahrungen der Alpha-Welt geformt. Tausendfach hat es erfahren, in welchem Tempo Zeit fortschreitet, «wie schnell

Zeit vergeht», daß sie weder dehnbar noch komprimierbar ist und vor allem – daß sie ein Kontinuum darstellt. Es hat erfahren, daß «Zeitteile» in ihrer Reihenfolge nicht einfach austauschbar sind und daß sich das Zeitkontinuum etwa durch Herausschneiden unwichtiger Teile («Zeitintrons»*) nicht einfach raffen läßt.

> Wenn ein Kind seiner Mutter im Zimmer zuschaut und danach den Vater im Garten beobachten will, braucht es aus physikalischen Gründen viele Sekunden für den Wechsel von einem Schauplatz zum anderen. Dieser Wechsel von einer Szene zur anderen bedingt daher immer den (aktiven) Abschluß einer Sequenz – vor Beginn der nächsten. Es steht also immer eine kurze Zeitspanne zur Verfügung, das Erlebte zu speichern, ad acta zu legen, sich umzustellen, bevor die neue Szene beginnt.

Einem Kind, das sehr plötzlich und ohne diese ereignisarme Übergangsphase (Zeitintron) in eine neue Szene «gestoßen» wird, fehlt etwas Wesentliches. Ohne diesen eminent wichtigen Abschluß einer Szene kann es die nächste viel schwerer zuordnen**.

In der Alpha-Welt stehen normalerweise immer solche Zeitintrons («leere Zeitteile») zur Verfügung. Sie mögen vom Ereignischarakter her bedeutungslos sein, in ihrer Funktion als Bindeglied bzw. Trennkerbe von einer Szene zur nächsten – und damit zum Verständnis der Szenenfolge – sind sie unverzichtbar.

In der Beta-Welt hingegen fehlen solche Zeitintrons fast immer. Zeit ist hier fast immer aus Einzelteilen zusammengeklebt, wie ein Fleckerlteppich zusammengestückelt, ein Zeit-Kontinuum in

---

* Intron ist ein Begriff aus der Humangenetik, mit dem man jene Bereiche chromosomaler Desoxiribonukleinsäure (DNA) bezeichnet, die nach unserem heutigen Wissen keinerlei Information enthalten; da ihre Bedeutung unklar ist, nennt man sie auch «evolutionären Schrott».

** Hertha Sturm hat hier die Idee der sogenannten «Halbsekunde» eingebracht, wonach es vor allem für den kindlichen Seher am Übergang von einer Szene zur inhaltlich damit nicht zusammenhängenden nächsten schon sehr hilfreich wäre, wenn der Moderator durch kleine Gesten verständlich machte, daß die eine Szene zu Ende ist und eine neue beginnt – ähnlich einem Absatz in einem Buch, der ja auch zum Verständnis und zur Orientierung beim Lesen sehr hilfreich sein kann.

der Beta-Welt, also eine Sendung in Echtzeit, ist die große Ausnahme.

Beta-Kinder werden in der Beta-Welt sehr häufig mit «zusammengeschnittener» Zeit konfrontiert. Zum Teil werden sie mit oder ohne Verständnis darüber hinweggehen, zum Teil mit Verwirrung reagieren. Auf jeden Fall werden sie in den ersten Lebensjahren – auch wenn sie den Einzelszenen schon problemlos folgen können – oft und oft den Handlungsfaden verlieren.

Für das zeitliche Feld gilt nun analog zum räumlichen Feld: Sein Aufbau gelingt dem Kind nur deshalb so rasch und so fehlerfrei, weil in der Alpha-Welt immer absolut dieselben physikalischen Bedingungen herrschen. Fehlen aber – wie in der Beta-Welt – dauernd Zeitintrons («Szenenübergänge»), und werden dem Beta-Kind ständig verkürzte, geraffte oder gar in der Reihenfolge vertauschte Zeitteile vorgesetzt, dann klinkt das Kind aus; es verliert das Interesse, wendet sich ab oder ist verunsichert.

Möglicherweise stellen solche Fehlwahrnehmungen *(«Dyskognitionen»)* eine seelische Belastung für das Kleinkind/Vorschulkind dar, der man bisher zu wenig Beachtung geschenkt hat.

2.3 Das soziale Feld

Die Überlegungen zum Aufbau eines räumlichen und zeitlichen Feldes beim Kind sind ohne Kunstgriffe auch auf das soziale Feld übertragbar:

Auch der «Aufbau der sozialen Wirklichkeit beim Kinde» *(Piaget)* ist möglicherweise fehlerhaft, mangelhaft und als Lebenstechnik schlecht geeignet, wenn der Anteil varianter (= konkurrierender oder gar widersprüchlicher) Wahrnehmungen zu groß und der Anteil konstanter Wahrnehmungen zu klein ist.

Das soziale Feld, in dem ein Kind aufwächst, ist einem Raum vergleichbar, bestehend aus vier Wänden, einem Fußboden und einer Decke. Nur wenn die materiellen Eigenschaften dieses Raumes immer halbwegs konstant bleiben, wird das Kind lernen, sich mit einer gewissen Sicherheit in diesem Raum zu bewegen. Gibt eine dieser Wände einmal nach,

wenn es sich anlehnt, und ist ein anderes Mal wieder hart und stabil – dann wird beim Kind eine große Unsicherheit über die Eigenschaften dieser Wand aufkommen.
Und wenn es Fußbodenareale gibt, die einmal hart und fest sind, beim nächsten Mal aber wieder nachgeben, sodaß man einsinkt, wird das Kind ebenfalls verunsichert sein, wie dieser Boden nun beschaffen ist, wie sehr man sich auf ihn verlassen kann. Anders ausgedrückt: Das Kind wird in seinem Gehirn keine klare, abgeschlossene Vorstellung über die räumlichen Eigenschaften dieses Zimmers entwickeln können.

Aus dieser Sicht hat die Beta-Welt einen so großen Anteil an Varianz und einen so geringen Anteil an Konstanz, daß besonders Kinder im Vorschulalter unsicher sein werden, ob etwas nun richtig oder falsch, Spaß oder Ernst, gut oder böse ist. Denn in der Beta-Welt gibt es kein feststehendes Gitter, keinen stabilen Raster, weder physikalischer noch weltanschaulicher Art, in dem seine Wahrnehmungen zueinanderpassen. Beta-Welt-Wahrnehmungen sind für das Kind divergierend, widersprüchlich, sie eignen sich nicht zum Auf- und Ausbau kindlicher Schemata (im Sinne *Piagets*).

In der Alpha-Welt ist das anders: Hier kann sich ein Kind unter normalen Umständen in den ersten Lebensjahren solche Strukturen aufbauen, die Kraft und Sicherheit geben. Und innerhalb solcher klarer Schemata sind dann durchaus auch Widrigkeiten tragbar, kann das Kind dann auch ziemlich schlimme Einzelerlebnisse ohne existentielle Verunsicherung, ohne «seelischen Schaden» verkraften.

Ein Bauernkind fühlt zwar eine riesige Trauer, wenn seine Lieblingskuh zum Schlachthof geführt wird, letzten Endes erleidet es davon aber wohl keinen bleibenden seelischen Schaden, weil die Tötung des Tieres in seinem Weltbild einen festen Platz hat, weil dieses traurige Ereignis trotz allem mit seinen bisherigen Erfahrungen von der Alpha-Welt konform geht.

Es geht also weniger um das einzelne bedrohliche Erlebnis als vielmehr um eine permanente Verunsicherung.

Nun scheint sich das soziale Weltbild beim Kind sehr früh und ziemlich unabhängig vom Aufbau anderer Wahrnehmungsfelder zu entwickeln: Bereits der vorsprachliche Säugling hat für emotionale Vorgänge in seinem sozialen Feld ausgezeichnete «Antennen», «Sensoren» entwickelt. Lange bevor er das gesprochene Wort versteht oder gar selbst sprechen kann, registriert er positive wie negative Emotionen in seiner unmittelbaren Umgebung sehr genau.

Der Mimik-Sensor. In den ersten Lebenswochen und -monaten interessiert sich ein Kind vorwiegend für kleinfleckiges, sehr kontrastreiches Flimmern (z. B. Blätter eines Baumes im Wind gegen den hellen Himmel, die eigenen Fingerbewegungen vor einem hellen Fenster, ein Schachbrett-Muster usw.). Sehr bald aber interessiert es sich besonders für das mimisch bewegte Gesicht eines Menschen – und hier wieder besonders für die Mundpartie: Jeder Säugling ist sehr früh an mimischen Vorgängen im Gesicht seines Gegenübers interessiert und es scheint für ihn kaum etwas Aufregenderes zu geben als dessen Lippen- und Zungenbewegungen. Man muß daher annehmen, daß diese Dinge für ihn von größter Bedeutung, von elementarem Interesse sind. Möglicherweise ist dieses Interesse genetisch determiniert zum Zweck des Spracherwerbs.

Der Sprachmelodie-Sensor. Der emotionale Gehalt der Sprache beschäftigt ein Kind deutlich früher als die Worte selbst. Ein Baby im zweiten Lebenshalbjahr gibt oftmals zustimmende oder ablehnende Laute von sich (sozusagen «Melodiefragmente»), ohne daß darin Silben enthalten sind. Um den ersten Geburtstag kann man dann – einmal abgesehen von schon möglichen Einzelwörtern – gelegentlich «silbenlose Sätze» vernehmen, die einige Sekunden

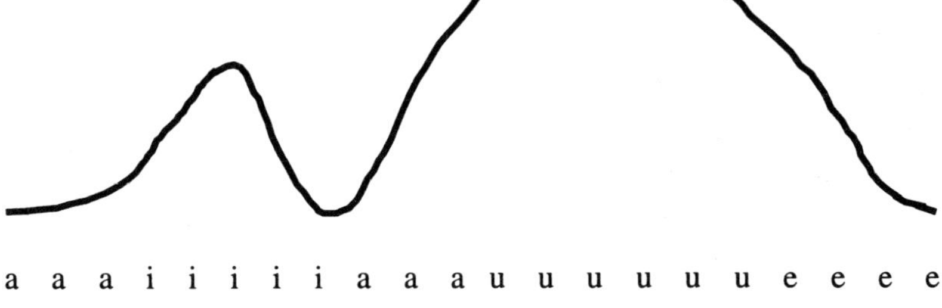

lang sind und geradezu eine vollständige Satzmelodie erkennen lassen («aaaiiiiiaaauuuuuueeee»).

In solch einer silbenfreien, «abstrakten» Satzmelodie liegt bereits eine wesentlich differenziertere Aussage als in einzelnen Silben, wie sie einige Wochen oder Monate vorher zu hören waren. Natürlich ist sie nicht so differenziert wie die eines gesprochenen Satzes derselben Länge. Aber erinnern wir uns, wie oft wir Erwachsene Sätze sprechen, wo es uns viel mehr auf die Satzmelodie ankommt, wo es uns vorwiegend um den Transport von Emotionen geht, und bei denen die dabei verwendeten Worte nahezu austauschbar sind. (Siehe auch die umgangssprachliche Phrase «da fehlen mir die Worte».)

In diesem Alter kann das Baby auch schon Sprachmelodien seiner Eltern erkennen und deuten, während es den Wortinhalt noch längst nicht versteht.

> Ein fünf Monate alter Säugling lächelt freundlich, wenn er die Stimme seiner Mutter mit der vertrauten Stimme und dem vertrauten Tonfall hört. Doch sobald sie mit ganz anderem Tonfall «Das darfst Du nicht!» sagt und dabei ihren Kopf hin und her schüttelt, findet er das gar nicht mehr zum Lachen. Aber ein Säugling dieses Alters versteht noch nicht den Satz «Das darfst Du nicht!».

In der Sprachentwicklung stehen also offensichtlich die emotionalen Gehalte der Sprache an erster Stelle; zunächst werden die «Worthülsen» (sozusagen die Melodieteile für die Einzelworte), anschließend die gesamten «Satzmelodien» als Leitschienen ausgebildet. Und erst in diesem Bett kann sich dann Wort- und Satzbau zu dem zusammenfinden, was der gesprochenen Sprache gegenüber dem geschriebenen Wort eine neue Dimension verleiht: dem Transport der Emotion.

Der Sicherheits-Sensor. Analog zu den vitalen Bedürfnissen des Säuglings, wie etwa der Nahrungsaufnahme, ist es genauso als elementares Bedürfnis zu verstehen, daß ein Kleinkind versucht, jedes menschliche Lebewesen in seiner unmittelbaren Umgebung entweder als «Sicherheits-» oder als «Unsicherheitsfaktor» einzustufen. (In diesem Kontext wird dann auch klar, daß Unsicherheit gegenüber einer anwesenden Person sehr in der Nähe von Angsterfahrung liegt und daß diese proportional zu deren körperlicher Entfernung ist).

Auch wenn Eltern ihrem Kind schon wiederholt Sicherheit signalisiert haben, wird es seine Aufmerksamkeit immer wieder auf die neuerliche Abgabe solcher elterlichen Signale richten: Kommen sie regelmäßig (z. B. Mutter wendet sich dem Kind immer wieder liebevoll zu oder spricht es freundlich an), ist der Zweck erreicht, die Sicherheit gewährleistet. Ist das Verhalten der Eltern hingegen über längere Zeit indifferent und senden sie keine weiteren sicherheitgebenden Signale aus, wird das Kind Zuwendungssignale herausfordern. Kommen dann widersprüchliche Signale oder senden die Eltern ihre Signale gar an andere Anwesende aus, tritt für das Kind eine Alarmsituation ein: Die Ursicherheit ist gefährdet und wird höchstwahrscheinlich mit einer Eifersuchtsreaktion beantwortet.

> Wenn eine Mutter sich liebevoll mit ihrem Kind A beschäftigt und sich dann auf einmal ihrem Kind B zuwendet, wird es häufig passieren, daß das Kind A dazwischen tritt, um Kind B wieder von der Mutter abzudrängen.

Die optischen und akustischen Signale, die von der Mutter und dem Kind A dabei ausgesandt werden, stellen vorerst eine zusammenhanglose Konstellation von Körpersprache und akustischen Signalen dar. Erst weil das Kind B diese Signale so erstaunlich adäquat deuten kann, wird es eifersüchtig («... Achtung, Mama kost meine Schwester!»).

Ein Kind entwickelt also sehr früh Sensoren zur Wahrnehmung und Einordnung komplexer sozialer Vorgänge. Es kann Interaktionen zwischen sich und seiner Sozialumgebung rasch erkennen, richtig deuten und entsprechend reagieren.

Beim Sicherheits-Sensor handelt es sich um eine kognitive Fähigkeit, die einerseits nicht durch entsprechende Erlebnisse geprägt werden mußte, andererseits aber wahrscheinlich ziemlich leicht störbar ist.

Der Positionsspeicher. Ein Mensch, der einmal die Personen in einem Raum bzw. in seiner Umgebung wahrgenommen hat, speichert diese Information auch dann, wenn er nicht ständig neue akustische oder optische Signale darüber erhält. Auch wenn es ganz still ist, hält er die Information «ich bin nicht allein» über längere Zeit gespeichert.

A und B befinden sich in einem Raum. A sitzt und liest ein Buch, B verläßt irgendwann lautlos und von A unbemerkt den Raum. Nach einigen Minuten versucht A – in der Meinung, B sei noch im Raum – mit diesem ein Gespräch zu beginnen. Er wird äußerst verwundert sein, wenn er bemerkt, daß er sich längst allein im Raum befindet.

Oder:

Der Vater befindet sich in einem Zimmer, die Mutter draußen im Garten, die einjährige Tochter spielt im Vorzimmer, hat die räumliche Positionen beider Erwachsenen gespeichert, hört und sieht aber im Moment nichts von den beiden.
Nun gelangt der Vater über einen zweiten Ausgang – für das Kind unhörbar – aus dem Zimmer in den Garten und erscheint in der offenen Haustür, wo ihn seine Tochter erblickt. Zu seiner großen Verwunderung ist sie darüber äußerst entzückt und ganz außer sich. Warum? Normalerweise hätte die bloße Tatsache seines Erscheinens bestenfalls zu einem Aha-Erlebnis geführt, eventuell zu einem Lächeln.
Aber die Tochter hatte seine räumliche Position ganz woanders – nämlich im Zimmer – gespeichert. Wie konnte er also, den sie noch hinter sich im Zimmer wähnte, plötzlich an der Haustür erscheinen? Wie war es möglich, daß er sich, ohne von ihr gesehen zu werden, geheimnisvoll vom Zimmer an die Haustür bewegt hatte?
Daher also des Mädchens besonderes Entzücken: Weil sich der Vater offenbar von der gespeicherten Position im Zimmer hinüber zur Haustür «gebeamt» hatte!

Aus solchen und ähnlichen Beobachtungen läßt sich schließen, daß sich das Wahrnehmungs- und Speichervermögen räumlicher Vorgänge insbesondere dann, wenn sie mit dem Sozialgefüge zusammenhängen, früh entwickelt. Es werden schon in diesem Alter Wahrnehmungen gemacht, «geordnet» und gespeichert, die weit über das Logik- oder Sprachverständnis dieser Entwicklungsstufe hinausgehen. (Mit der frühen Entwicklung des Positionsspeichers erklärt sich möglicherweise auch der merkwürdige frühe und oft ziemlich starre Ordnungssinn aller Kleinkinder: Großes Unglück bricht immer dann aus, wenn ein Objekt nicht wieder exakt an seinen gewohnten Ort zurückgelegt wird! Dieser Ordnungssinn ist den Kindern zumindest eine Zeitlang sehr wichtig, geht dann aber oft völlig verloren und hat mit dem reifen Ordnungssinn des Schulkindes oder des Erwachsenen nichts gemein.)

Der Emotions-Sensor. Eine eisige Atmosphäre zwischen zwei Menschen kann bekanntlich schlimmer sein als der lauteste Streit. Ein Wortwechsel zwischen zwei Menschen wirkt auf einen dritten vorwiegend über den emotionalen Unterton. Wie Kinder nur einen Bruchteil der gesprochenen Streitworte Erwachsener verstehen, so ist es im Grunde auch den Erwachsenen selbst ziemlich egal, welche Worte durch die Luft fliegen. Die Worte sind ja nur der Überbau, die Hülse für die Emotionen, die da transportiert werden sollen. Und das versteht auch ein vorsprachliches Kind schon sehr gut.

Weit bevor Worte verstanden werden, und auch in einem Alter, wo dies dann schon längst der Fall ist, sind die kindlichen «Antennen» mehr oder weniger vorwiegend auf die Transmission der Emotionen gerichtet. Träger dieser Emotionen sind Körpersprache und Sprachmelodie. Passen sie nicht zueinander, sind diese Signale untereinander nicht stimmig, tritt sofort Verunsicherung ein.

In einem Straßencafe sitzen sich zwei Freunde gegenüber, A erzählt B mit viel Körpersprache ein interessantes Erlebnis, B erlebt die Erzählung als glaubwürdig und überzeugend, also Worte und Körpersprache als stimmig, ist von der Erzählung beeindruckt.
Plötzlich erscheint – nur für den Erzähler A sichtbar – auf dem gegenüberliegenden Trottoir eine attraktive weibliche Person. A will B das verschweigen, «so tun als ob nichts wäre» und einfach weitererzählen. Aber während A bemüht ist, sich «nichts anmerken zu lassen», tritt ungewollt eine Änderung in seiner Körpersprache ein, die B (der Zuhörer) sofort registriert: Denn die Signale von A kommen nun unsicherer, ungelenker, seine Körpersprache ist mit seinen Worten nicht mehr stimmig, beides paßt nicht mehr zusammen.
Sofort tritt eine Verunsicherung in B (dem Zuhörer) ein, er «merkt, daß etwas nicht stimmt», wird unruhig, glaubt dem Erzähler plötzlich kein Wort mehr und dreht sich schließlich intuitiv um.
Mit seinen Worten: «Aha!, jetzt ist mir klar, warum Du auf einmal nicht mehr bei der Sache warst», drückt B seine vorübergehende Verunsi-

cherung aus – er hat die Diskrepanz zwischen sprachlichen und körpersprachlichen Signalen seines Gegenübers geklärt – er hat seine Sicherheit wiedergewonnen.

Auch eine nur geringe Diskrepanz zwischen Sprache, Sprachmelodie und Körpersprache wird also sehr rasch registriert und kann Unsicherheit und Befremden auslösen.

Ein Hund geht neben seinem Herrn. Als dieser unvermittelt anfängt, deutlich zu hinken, bellt ihn sein Hund wie wild an. In der Folge zeigt sich eine deutliche Abstufung: Je mehr der Mann hinkt, desto empörter bellt ihn sein Hund an, je weniger er dies tut, desto leiser wird das Gebell. Und selbst ein ganz diskretes, kaum merkliches Hinken veranlaßt den Hund immer noch zu vereinzeltem Anschlagen.

Das Beispiel zeigt, wie elementar der Hund die Körpersprache seines Herrn erlebt und mit diesem verbindet. Das plötzliche, unvermittelte Hinken löst beim Hund sogleich Befremden aus.

Auch ein Kind registriert, prüft und speichert ständig die Qualität emotionaler Fäden zwischen sich und den anderen, aber auch diejenige anderer Menschen untereinander. Die empfangenen Signale stammen meist aus der Körpersprache und aus dem Tonfall des Gesprochenen (der Satzmelodie), seltener – und nur wenn sie mit der Körpersprache stimmig sind – aus der Verbalsprache.

Während der ersten Wochen seines Lebens ist ein Baby noch unfähig, Körpersprache bzw. Gebärden zu deuten. Es ist noch nicht imstande, die Melodie und Lautstärke von Worten, das Ineinanderstürzen von Rede und Gegenrede mitzuleben oder vom eisigen Schweigen zweier Menschen betroffen zu sein. Nur in diesen ersten Lebenswochen bleibt es von derlei «sozialen Spannungen» in seinem Umfeld unberührt, gleichgültig, ob sie nun aus der Alpha-Welt oder der Beta-Welt stammen. Aber schon mit wenigen Monaten – und noch weit bevor es das gesprochene Wort versteht – nimmt es soziale Vorgänge um sich herum sehr genau wahr.

Dem Erkennen sozialer Zusammenhänge wird bei der frühen Entwicklung eines sozialen Lebewesens offensichtlich großer Vorrang eingeräumt – Vorrang vor anderen kognitiven Fähigkeiten wie etwa der Erkennung von Gefahren. (So ist ein Kind mit einem fertig ausgebildeten Emotionssensor noch keineswegs in der Lage, sich etwa vor einem Sturz aus einem Fenster in acht zu nehmen!)

Angesichts dieser früh und fein entwickelten Fähigkeit eines Kleinkindes, Vorgänge in seiner Sozialumgebung wahrzunehmen, ist wohl anzunehmen, daß Beta-Welt-Botschaften dieser Art an ihm keinesfalls spurlos vorübergehen. Im Gegenteil werden sie weit stärker und direkter auf das Kind einwirken als verbale Botschaften. Leider werden in diesem frühen Alter manche Botschaften noch nicht richtig zugeordnet und dementsprechend fehlgedeutet. Und da es sich im Gegensatz zu später entwickelten Fertigkeiten (Sprache, Zahlenverständnis) hier immer um stark emotionsbesetzte Wahrnehmungen handelt, ist eine besondere Vulnerabilität des Kindes vorstellbar.

2.4 Die Kausalität

Während sich das Kind das räumliche, zeitliche und soziale Feld aufbaut, ordnet es sich seine Welt zu einem logischkausalen Universum. Piaget sagt: «*Der Aufbau der kausalen Schemata vollzieht sich vollkommen gleichzeitig mit jenen des Raumes, der Objekte und der zeitlichen Serien*» [5, S. 297].

Sinn dieser Synthese ist wohl die Reaktion auf bzw. die Abwendung von Gefahr. Rasche Gefahrenerkennung setzt große Fertigkeiten auf vielen kognitiven Gebieten voraus – auf dem Gebiet der Objekterkennung, der Raumwahrnehmung, der zeitlichen Wahrnehmung und vor allem der Wahrnehmung sozialer Vorgänge.

Und wieder gilt: Solange der Anteil konstanter Erfahrungen den Anteil varianter Erfahrungen bei weitem überwiegt, wird sich aus der Summe aller Einzelerfahrungen ein logischkausales Gebäude entwickeln können. Sind die Informationen für das Kind aber auf allen Ebenen widersprüchlich, unzureichend, bleiben sie unverstanden oder werden gar fehlgedeutet, dann wird das den Aufbau eines festgefügten Weltbildes, den «*Aufbau der Wirklichkeit beim Kinde*» [5] verzerren, verzögern und verhindern.

Aus dieser Sicht ist die Beta-Welt mit ihrem gleichsam «chaotischen Erziehungsstil» – einmal ja, einmal nein, einmal Zustimmung, einmal Ablehnung, einmal Strafe, einmal Belohnung – ein ziemlich schlechter Erzieher.

3. TV-Mechanismen

3.1 Der Guckkasteneffekt

Das Fernsehgerät ist ein kleiner Guckkasten an der Wand und alles, was das Beta-Kind erlebt, passiert an dieser Wand. Nichts geschieht im Zimmer, alles passiert immer nur in diesem farbigen «Fleck an der Wand». Auf diese Weise fehlen dem Beta-Kind einige für seine Wahrnehmungsentwicklung ganz wesentliche Dinge:

Erstens können dreidimensionale Objekte und deren Wechselspiel untereinander nicht wirklich erfahren werden. Für die Fertigkeit eines Kindes, Objekte im Raum einzuschätzen, sie zu handhaben, wird praktisch nichts gelernt. Objekte im Guckkasten halten sich nicht an die Gesetze der Schwerkraft, sie werden niemals zimmerhoch, man kann nicht um sie herumgehen, sie riechen nicht und wenn es brenzlig wird, kann man überhaupt nichts daran ändern.

Jean Piaget hat uns gezeigt: Um wirklich etwas über Gegenstände zu erfahren, muß man sie «... *verändern, von der Stelle bewegen, verbinden, in Beziehung setzen, auseinandernehmen, wieder zusammensetzen* ...». Aber wenn das so ist, dann ist der Guckkasten für das Kind vollständig ungeeignet, etwas über Objekte zu lernen. Beim Gucken in den Kasten fehlt das Erlebnis des Raumes, in dem etwas geschieht, es fehlt die Bewegung des eigenen Körpers in diesem Raum, das Durchmessen, Durchschreiten des Raumes.

Zweitens soll sich das Beta-Kind vor dem Guckkasten möglichst nicht bewegen: Aus dem farbigen Fleck an der Wand quellen unaufhörlich die wildesten Emotions-Anheizer – aber es ist gezwungen, still zu sitzen, die eigene Motorik auf ein Minimum zu reduzieren und immer geradeaus auf einen Fleck an der Wand zu starren. Zwei seiner Sinneskanäle (Sehen, Hören) sind weit geöffnet, alle anderen sind stillgelegt – und das über viele Stunden des Tages hinweg.

Und drittens soll das Beta-Kind nicht nur seinen Körper stillhalten, sondern auch seine Augen möglichst kaum bewegen, weil ja alle visuellen Impulse vom Guckkasten kommen, also ausschließlich von vorne. Normalerweise gehören zu einer raschen und effektiven Raumwahrnehmung:

- Die zentrale Fixation eines Objektes;
- Wahrnehmung von (bewegten) Objekten im gesamten Gesichtsfeld;
- Bewegungen der Augen (als Blickfolgebewegungen oder als Fixation neuer Objekte in der Peripherie des Gesichtsfeldes);
- Adaptive Bewegungen des Kopfes (Kopfwendungen);
- Adaptive Bewegungen des eigenen Körpers im Raum und nicht zuletzt
- das Stereosehen.

Alle diese im Laufe der Evolution entwickelten Fähigkeiten machen eine perfekte Raumabbildung, Raumvorstellung erst möglich. Aber das Beta-Kind benötigt das alles nicht mehr. Es benötigt immer nur den starren Geradeausblick in den Guckkasten, diese Sonderform optischer Wahrnehmung, die für eine räumliche Orientierung denkbar schlecht geeignet ist. (Jeder, der sich eine Lochbrille aufsetzt und dann versucht, sich in einem fremden Raum zu orientieren, wird sehen, wie schwer das gelingt.)

Das Beta-Kind bekommt praktisch all seine visuellen Informationen über das zentrale Sehen*, alle übrigen Funktionen sind praktisch stillgelegt: beim Gucken in den Kasten liefert die Gesichtsfeldperipherie keine relevanten Informationen, Augenbewe-

---

* Kleiner zentraler Bereich des Blickfeldes, mit dem man scharf sieht.

gungen sind kaum nötig, Kopfwendungen oder gar Bewegungen des eigenen Körpers im Raum sind kontraproduktiv und das Stereosehen ist stillgelegt (Fernsehen könnte man zur Zeit mit einem Auge genausogut wie mit zweien.).

So kommt es, daß das Beta-Kind mit der de facto-Ruhigstellung seiner Augen – dieser «Guckkasten-Lochbrille» über viele Stunden des Tages – schließlich ein gravierendes Defizit an realer, dreidimensionaler Raumwahrnehmung entwickelt; mit einem unterentwickelten, unfertigen Raumkonstrukt in seinem Kopf.

Und damit passiert etwas Eigenartiges: Die defizitäre, verkümmerte, reduzierte Wahrnehmung der Beta-Kinder wird derjenigen körperbehinderter Kinder immer ähnlicher. Auch sie erleben ja die Alpha-Welt vorwiegend über das Sehen (und Hören), aber kaum über den Tastsinn oder Bewegungen des eigenen Körpers im Raum; auch sie können sich nicht (oder nur mühsam) von der Stelle bewegen und sind damit in ihrer selbständigen Raumwahrnehmung im wahrsten Sinne des Wortes *behindert.*

Körperbehinderte Kinder leiden immer an einem Defizit sensorischer Wahrnehmungen, das man in allen guten Therapiekonzepten durch ein vermehrtes Angebot an sensorischen Reizen auszugleichen sucht. Und genau diesen körperbehinderten Kindern werden Beta-Kinder immer ähnlicher.

> Indem ein Kind viele Male eine Tür aufmacht, durch sie hindurchgeht und dann zumacht, lernt es erst, was eine Tür wirklich ist. Ein körperlich behindertes Kind, das sich selbst nicht fortbewegen kann, kann diese Erfahrung nicht machen, es wird niemals dieselbe perfekte Vorstellung davon entwickeln, was eine Tür ist und wie sie funktioniert. Für ein körperlich behindertes Kind wird eine Tür immer nur ein besonders umrahmter Fleck an der Wand bleiben, durch den Leute ein- und ausgehen.

Beta-Kinder sehen mit ihren Augen (wenngleich nur zweidimensional), und hören mit ihren Ohren (wenn auch nur «mono»), aber alle übrigen Sinne haben sie auf Eis gelegt. Die Wahrnehmung mit dem Tastsinn ist stillgelegt, die Wahrnehmung mit dem Geschmacks- oder Geruchssinn ist stillgelegt und eine Wahrnehmung von Räumlichkeit gibt es überhaupt nicht mehr.

So entwickeln Beta-Kinder genau jenes sensorische Defizit, wie wir es von körperbehinderten Kindern kennen. Also sollte man sich über Wahrnehmungsstörungen von Beta-Kindern nicht wundern (siehe auch Kap. 4.2).

3.2 Der Zeitraffereffekt

Die Beta-Welt bietet ganz überwiegend zusammengeschnittene, verkürzte Realität dar. Es fehlen also Zeitteile, die dem Regisseur unwesentlich, zum Verständnis der Gesamthandlung nicht wichtig erschienen, es fehlen Zeit-Zwischenstücke, Übergangsteile, die den Zuschauer bloß langweilen würden.

Das Herausschneiden bzw. Weglassen solcher Zeitintrons als filmisches Gestaltungsmittel, also die Technik des Filmschnitts, ist ein unverzichtbares Stilmittel. Und wo in der Stummfilmzeit noch ein Lesesatz eingeblendet werden mußte («ein Jahr später», «wieder zu Hause»), um einen Zeit- oder Raumsprung verständlich zu machen, wurde in der Folge eine Unzahl von filmischen Standards entwickelt, um dem Betrachter solche Sprünge über Raum und Zeit zu vermitteln.

Heute sind diese Standards der Zeitraffung so gut entwickelt und perfektioniert, daß wir Erwachsene ihnen problemlos folgen können, meist ohne sie überhaupt noch bewußt wahrzunehmen. Ob eine dreitägige Schlacht im TV nur 90 Sekunden dauert, ob sieben Jahre härtestes Training eines Spitzensportlers in 50 Sekunden abgehandelt werden oder ob sich die achtstündige Tagesarbeit eines Fließbandarbeiters in 40 Sekunden erledigt, – das alles stört uns nicht. Denn wir Erwachsenen wissen ja, wie lange eine Schlacht dauert, wie viele Jahre man trainieren muß, um an die Spitze zu kommen und wie lange ein harter Arbeitstag wirklich dauert.

Oder der Austausch der Reihenfolge von Zeitteilen: es macht uns kaum Schwierigkeiten, etwa einen Rückblick in einem Film sofort und problemlos z. B. am verjüngten Alter der Darsteller zu erkennen.

All das ist bei Klein- bzw. Vorschul-Kindern ganz anders:

Sie können die vielen abrupten und kommentarlosen Wechsel von Raum und Zeit nicht nachvollziehen, sie können fehlende Zeitintrons nicht einsetzen oder Zeitteile in ihrer Reihenfolge richtigstellen. Sie fallen immer wieder aus der Handlungsschiene heraus und erst der unaufhaltsame Fluß des Geschehens klinkt sie an irgendeiner anderen Stelle wieder ein.

Und jedes Mal bleibt ein kleines Stück Unsicherheit und Unruhe zurück; jeder unverstandene Szenenwechsel oder Rückblick, jeder unklare Zeitsprung ist ein kleiner Brocken, der nicht verdaut wurde, der irgendwo in der Seele des Kindes liegenbleibt und verdirbt.

Schließlich geht der Zusammenhang der Bilder verloren. Sie sind nicht mehr Mosaiksteine eines Handlungsfadens, sondern werden – nun ihres inneren Zusammenhanges beraubt und auf einem wesentlich niedrigeren kognitiven Niveau – zu einer Sturzflut von abgerissenen Kurzereignissen, zu grellen, zusammenhanglosen Spots, die unaufhörlich und in einer unwirklichen Dichte auf das Beta-Kind einströmen.

Dem Beta-Kind wird das Raum-Zeit-Kontinuum ständig zerhackt, ein Zeitgefühl kann nicht erlernt werden oder wird fehlerhaft erlernt. Und so verliert das Beta-Kind den Sinn für zeitliche Bezüge, für zeitliche Proportionen, «wie lange es dauert, bis ...», «wie lange es her ist, seit ...», «wie lange man Geduld haben muß, bis ...», und es kann nicht verstehen, daß Zeitteile nicht einfach austauschbar sind.

Abgesehen von den klassischen Schnitttechniken (die ja meistens Zeitraffung bedeuten), wurde Fernsehen in den letzten zwei Jahrzehnten noch zusätzlich in praktisch allen Genres deutlich beschleunigt:

Der **Werbespot** wurde nicht nur perfekter und greller, sondern auch immer hektischer gestaltet. Bei einer Spotdauer von 30 Sekunden sind 20 verschiedene Einstellungen keine Seltenheit –

eine Einstellung ist im Schnitt also nur etwa 1,5 Sekunden zu sehen*, **.

Und als die Werbestrategen hörten, daß die Leute die Werbeblocks dazu nützen, rasch die Toilette aufzusuchen (die Werbeeinschaltung kostete 1995 z. B. in Deutschland bis zu DM 3500.– pro Sekunde), haben sie den Vier-Sekunden-Spot erfunden: Frei disponierbar an der spannendsten Stelle der Sportübertragung – aber zu kurz zum Harn lassen. Und weil alle Behauptungen, Versprechungen und Einflüsterungen meisterhaft ansprechend gestaltet sind und aus gutem Grund Realität und Fiktion möglichst perfekt verwischen, ist alles für das Kind absolut unüberprüfbar, nicht hinterfragbar und stellt keinen Lernvorgang im ursprünglichen Sinne, sondern höchstens einen hypnotischen Vorgang dar.

Der **Zeichentrickfilm** ist unruhiger und schneller geworden, aber leider auch wesentlich bösartiger und gewalttätiger. Der neue Terminus «*cartoon violence*» deutet darauf hin.

Die **Nachrichtensendung** wird heute bis an die äußerste Grenze der Verständlichkeit vereinfacht und komprimiert: Guter «*eyecatcher*»*** – unterhaltend – beeindruckendes Zahlenmaterial – Punkt.

---

* Aus der Sicht des Erwachsenen kann gute TV-Werbung eine fantastisch optimierte, zum Teil sehr fantasievolle «Pop-Welt» sein, deren Mitgestaltung mich glatt reizen würde. Aber in ihrer großen Eindringlichkeit trägt sie dazu bei, das Gleichgewicht zwischen Wunsch und Versagung zu stören und ist wie ein blödes Nachbarskind, das immer alles kriegt und alles hat. Das ist ein ziemlich schlechter Einfluß, denn mit moderner TV-Werbung wohnen auf einmal alle Kinder in einer Sozialumgebung mit Luxusgütern und schönen, verwöhnten Luxusmenschen. Und vielfach bedarf es unaufhörlicher, meist sehr anstrengender Aktivitäten, diesen «schlechten Einfluß», diese Verformung und Verbildung der Erfahrungswelt des Kindes, auszugleichen.

** In Italien wurden im Jahre 1994 pro Sendestunde knapp 16 Werbespots ausgestrahlt. Das ist europäischer Rekord.

*** Optischer Aufmacher einer Story.

Und wenn der Beitrag trotzdem noch zu lang ist, dann muß man eben das Bild halbieren. Linke Bildhälfte: das abgestürzte Flugzeug. Rechte Bildhälfte: die verstümmelte Leiche. Eben Infotainment*.

Auch die **Signation** überfällt uns heute mit einer unerträglichen, meist überflüssigen Hektik, mit einer unsinnigen, beunruhigenden Flut von Bildwechseln. Viele moderne Signations haben mit ihrer ursprünglichen Funktion als «Überschrift» und «Einstimmung» kaum mehr etwas zu tun.

Talkshows, in denen ursprünglich versucht wurde, interessante und besondere Menschen im Gespräch und in der Diskussion vorzustellen, sind längst zu «heißen Stühlen» verkommen, wo pseudo-unparteiische Journalisten und einige, nach Negativ-Kriterien ausgesuchte Rabauken statt zum Freistilringer-Abonnement hierher kommen, um sich auf Kosten anderer einen Holzfuß zu lachen.

In den neuen «Müll-Shows», auch «Abfall-TV», «Trash-TV» oder «Trash-Talk» genannt, geht es mittlerweile zu wie im alten Kolosseum, wenn geile Moderatoren oder Moderatorinnen prächtig von anderer Leute Gefühlshaushalt und schmutziger Wäsche leben. Es wird geschrien, geheult, geschlagen und geschockt, um anschließend alle Peinlichkeiten und seelischen Notstände an den Einschaltziffern zu messen – und vor allem um herauszufinden, ob ein «*Aging-down*» erreicht wurde, also die für die Werbeindustrie allesentscheidende Zielgruppen-Verjüngung. Der nächste Schritt ist nicht mehr weit – der Mord in der Sendung. Er ist bloß noch nicht geschehen, weil man ihn zwar lancieren, aber schlecht vorprogrammieren kann.

Und wenn in einer Talk-Show schon einmal eine interessante Persönlichkeit präsentiert wird, gerät der Journalistenpart meist zur bodenlos peinlichen Präsentation seiner Ungebildetheit und Taktlosigkeit. Talkmaster klopfen ihre hohlen Sprüche nicht nur

---

* Infotainment: Wortneuschöpfung aus «information» und «entertainment».

selbst, sondern sind auch bei ihrem Talk-Partner nur aufs schnelle, plakative Sprücheklopfen (auf die «Sager») scharf. Was zählt und was angestrebt wird, ist die Bedienung niedrigster vojeuristischer Neigungen und am Ende möglichst ein «Sager» oder wenigstens ein Riesengelächter.

Musik-Videos nehmen von all dem etwas und zermahlen es dann zu einem schwer erträglichen Brei aus Animation, Trickfilm, Science Fiction, Sex & Crime & Horror. Jede dieser Welten taucht kurz und schemenhaft auf, spitzt sich bedrohlich zu und verschwindet wieder, ohne Erklärung, ohne Auflösung. Der meist absolut zusammenhanglose, chaotische Bildverschnitt solcher Musik-Videos wird allein durch den Song zusammengehalten.

«*Der Pseudokontext ist eine Struktur, die erfunden wird, um bruchstückhaften, belanglosen Informationen einen Scheinnutzen zuzuordnen*», hat schon *Neil Postman* erkannt [7, S. 98]. Hier ist der Pseudokontext die Musik; und nur sie verleiht der zufälligen Sequenz von Trugbildern einen Anschein von Gestaltungswillen.

Daß einzelne Musik-Videos dazu beigetragen haben, eine neue, faszinierende Kunstgattung zu schaffen, bleibt dabei selbstverständlich unbestritten.

Die Fernbedienung hat mittlerweile längst eine ganz andere Bedeutung als die ursprünglich vom Erfinder geplante: Erschaffen, um uns den Weg zum TV-Gerät zu ersparen, ist sie für die Werbebranche zum unverzichtbaren Meßgerät der Akzeptanz einer Sendung geworden und für das Beta-Kind zum Joy-Stick seines ewig unerfüllten Beschleunigungsdranges. Und für das fernsehsüchtige ADHS-Kind (siehe Kap. 4.1) zum Feuerstuhl seiner TV-Raserei.

Computerspiele sind der Denksport für die, die nicht abstrakt denken wollen oder können. Sie spornen zu unsinnigen Höchstleistungen an, verspannen dabei Leib und Seele und töten die Zeit. Und mit ihrer Schein-Interaktivität reduzieren sie die Kommunikation unter Kindern auf einige wenige Urlaute, zum Ärger der Restfamilie.

Nicht das Kind spielt mit dem Computer, sondern der Computer mit dem Kind*.

Und das schlimmste sind die **Vorschauen**: Die Order an den Cutter lautet: Raffe das geraffte Material noch einmal zusammen, potenziere den Spannungseffekt erneut, damit der Zuschauer jene Botschaft befolgt, die am Ende aller Vorschauen steht, überhaupt die einzig wichtige Botschaft kommerzieller TV-Sender: «Schalten Sie nicht ab und schalten Sie nicht um» («Bleib dran», «coming soon», «don't go away»).

Was geht nun in einem kindlichen Betrachter vor, wenn er ständig dem Staccato zeitgeraffter, zum Teil extrem verkürzter szenischer Abläufe ausgesetzt ist? Noch einmal: Wenn sich ein fünfjähriges Kind einen schnellen, ziemlich hektischen Zeichentrickfilm ansieht, kann man natürlich noch nicht von einem schädlichen Effekt auf die kindliche Entwicklung reden. Wenn es aber mehrere Stunden täglich TV-Sendungen konsumiert und dabei die reale Welt, die Alpha-Welt, zu vernachlässigen beginnt, dann wird der kritische Punkt überschritten, dann entstehen neue Dimensionen:

Die dauernd stark verkürzten Szenenabläufe der Beta-Welt, die eigentlich nur mehr aus ihren Höhepunkten bestehen und kaum mehr eine Anlauf- und praktisch keine Ausklingzeit haben, die ständige Zeitraffung, die Zerstückelung und Verkürzung von Zeit, all das induziert im kindlichen Betrachter nach und nach eine Beschleunigung seiner inneren Uhr, der Beta-Uhr. Und hier beginnt der krankmachende Effekt der Beta-Welt.

Was das für die Entwicklung des Kindes bedeutet, werde ich im Abschnitt 4 beschreiben.

---

* Um nicht das Kind mit dem Bade auszugießen: Natürlich gibt es auch ein paar intelligente, anregende, kreative und sogar kindgerechte Computerspiele – aber ihre Zahl ist im Vergleich ziemlich gering.

3.3 Die unbemerkte Angst

Heutiges TV ist unabhängig von Bildung, Kulturkreis, Sozialstatus und weitgehend auch von der Sprache des Zuschauers konsumierbar. Alles wird so produziert, daß es alle erwachsenen Menschen verstehen können, daß sie alle an denselben Stellen lachen, an denselben Stellen weinen und – an denselben Stellen Angst bekommen.

Aber eines wurde dabei vernachlässigt: Kinder sind anders. Sie nehmen eine unverstandene TV-Botschaft ganz anders wahr und nicht selten sind sie sogar verunsichert und fühlen sich bedroht.

Versuchen Sie einmal, mitten in einem Text das Wort Φahρεvhειτ zu lesen. Oder das Wort θaρζan.

Sie können es nicht lesen. Einige der verwendeten Schriftzeichen stammen nämlich aus der griechischen Schrift, einige aus der lateinischen. Deshalb müssen Sie innehalten und nachdenken. Und zwar auch dann, wenn Ihnen griechische Schriftzeichen prinzipiell vertraut sind.

Fahrenheit und Tarzan. – Nun sind die Worte auf einen Blick lesbar.

Ich möchte damit sagen: Wenn wir eine Schrift rasch und zügig lesen wollen, stellen wir unser Auge auf einen bestimmten Zeichensatz ein und sind dann imstande, die gelesenen Worte rasch und direkt in einen Sinn umzusetzen. Natürlich hätte ein russischer Leser dasselbe Problem, wenn er mitten in der Prawda plötzlich und unverhofft ein paar lateinische Schriftzeichen eingestreut fände. Sein Auge ist ja auf kyrillische Schrift eingestellt. Um in der Computersprache zu bleiben – sein Auge ist auf einen anderen Zeichensatz eingestellt. Tauchen nun in diesem kyrillischen Text plötzlich und unvermutet lateinische Schriftzeichen auf, so wird der russische Leser das rasche Lesen abrupt unterbrechen müssen, einen Moment verwirrt sein und dann Zeichen für Zeichen quasi wie eine Denksportaufgabe entziffern müssen.

Genauso liest ein Säugling vom ersten Lebenstag an «Buchstaben einer Schrift» im Gesicht seiner Eltern. Meistens kann er sie mühelos lesen. Bald hat er gelernt, einen bestimmten mimischen Ausdruck in ihrem Gesicht, in ihren Augen, einen bestimmten

Ausdruck ihres Mundes zu entziffern und zu deuten. Und recht bald hat er gelernt, das alles mit bestimmten Emotionen zu assoziieren und mit seinem Sicherheitsbedürfnis in Beziehung zu bringen. Und mit der Verläßlichkeit all dieser Botschaften festigt sich von Tag zu Tag die Bindung an seine Eltern.

Tauchten aber plötzlich und unverhofft «Hieroglyphen» im Gesicht von Mutter oder Vater auf, die er nicht deuten kann, und spräche ihre Mimik eine ganz andere Sprache als ihre Worte, Sprachmelodie und Körpersprache, dann wäre der Säugling verwirrt und verunsichert und sähe sich sozusagen gezwungen, in seinem Bindungswunsch an die Eltern «innezuhalten».

Nun kommt es darauf an: sind solche «unleserlichen Buchstaben» nur ganz vereinzelt ins Gesicht beispielsweise seiner Mutter eingestreut, dann wird er die unverständlichen Botschaften ignorieren, nicht in sein Kommunikationsschema aufnehmen, damit seine Welt im Ordnung bleibt, damit seine Beziehung zur Mutter im Lot bleibt. Sind die verwirrenden Botschaften hingegen zu reichlich und in sich vielleicht auch noch widersprüchlich, dann wird seine Verwirrung andauern und die Bindung an seine Mutter bekommt einen Riß*.

Das Beispiel soll anschaulich machen, wie wichtig es für Säuglinge und Kleinkinder ist, daß Einzelwahrnehmungen kontextbezogen sind. Ein neues Detail stellt somit nur dann eine wirklich neue Information dar, wenn es im richtigen Rahmen wahrgenommen werden kann. Sonst wird es ignoriert oder fehlgedeutet.

Aber diese Rahmen entwickeln sich erst im Lauf der kindlichen Entwicklung. An ihrem Anfang stehen dem Kind nur einige wenige, ganz einfache *Schemata* zur Verfügung. Diese werden dann im Lauf der Jahre immer komplexer ausgestaltet. Sie haben für jeden einzelnen Menschen ganz bestimmte, zusammengehörige Inhalte, bilden eine Einheit, einen «Zeichensatz», innerhalb dessen wir – einmal darauf eingestellt – unglaublich schnell wahrnehmen können.

---

* Siehe auch die Begriffe Fehlertoleranz und Konstanz/Varianz von Objekteigenschaften unter Kap. 2.1.5.

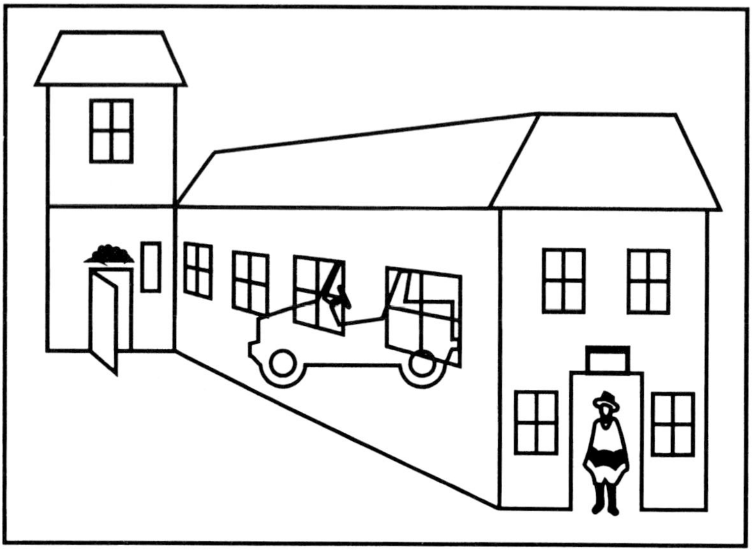

Jede optische Wahrnehmung, die in einen solchen «bereitgehaltenen» Rahmen paßt, kann sehr rasch in einen sinnvollen Zusammenhang gestellt werden. Für ein «deplaziertes» Detail aber, das nicht in diesen Rahmen paßt, wird die Zuordnung nur mit Verzögerung gelingen.
In dieser Skizze fehlt dem Auto die Unterstützungsfläche. Das ist kontextfremd, unwahrscheinlich und stört die reibungslose Wahrnehmung des Bildinhaltes. Denn eine Szene wird nur dann sinnhaft, wenn die Objekte darin identifizierbar und die räumlichen Beziehungen der Objekte zueinander leicht interpretierbar sind.

Man postuliert hiefür szenenspezifische Schemata, die der Mensch im Kopf hat und auf die er sich im Anlaßfall bezieht. Erst mit diesen bereitgehaltenen «Kontext-Prototypen» im Kopf sind wir imstande, Bilddetails rasch zu erkennen und mühelos zuzuordnen. Man weiß heute, daß die Wahrnehmung komplexer Bildinhalte stockt, wenn gewisse Bilddetails z. B. in ihrer Größe, ihrer räumlichen Position oder ihrer Logik «nicht dazupassen». Und man ist mittlerweile sogar imstande, diese Verzögerung in Millisekunden zu messen.

Nun präsentiert die Beta-Welt in den verschiedensten Rahmen Details, die Kindern – besonders Kleinkindern – absolut kontextfremd erscheinen müssen. Die Werbeindustrie und manche Kunstrichtungen verwenden dieses Phänomen der Verfremdung auf spielerische Art, um besondere Aufmerksamkeit zu erregen, zu verblüffen, zu erstaunen, im Betrachter ein «Innehalten» zu initiieren*. Was für den Erwachsenen (und unter Umständen auch für ein größeres Kind) reizvoll sein kann – also einen Gegenstand aus dem gewohnten Rahmen herauszunehmen und ihn bewußt ganz und gar kontextfremd zu plazieren, ihn zu «verfremden», – kann beim kleinen Beta-Kind zu Mißverständnis und Fehldeutung führen. Und das passiert ihm in der Beta-Welt ziemlich häufig – aber in ganz anderen Zusammenhängen und an ganz anderen Stellen als dem Erwachsenen.

Es scheint nur wenige wissenschaftliche Untersuchungen darüber zu geben, was bei dieser fehlerhaften Wahrnehmung, dieser *«Dyskognition»* im Kind passiert, wie es diese subjektiv erlebt.

Aus persönlicher Arbeit mit Kindern, aus Schilderungen Erfahrener und nach vereinzelten Literaturberichten ist aber zu vermuten, daß eine solche Dyskognition im Einzelfall verwirren – und in Summe verunsichern kann und potentiell auch geeignet ist, das Kind zu bedrohen [8].

> Untersuchungen in Wiener Kindergärten haben ergeben, daß die Kinder mehr als doppelt so häufig medienbezogene Ängste äußerten (nämlich in 45 %, vor Monstern, Schießereien, Tod und Mord, aber auch vor unverstandenen Trickaufnahmen) als familienbezogene Ängste, die Alpha-Welt betreffend (nämlich in 20 %, vor Scheidung oder dem Verlassenwerden von den Eltern) [9].

Kinder erleben mediale Botschaften anders. Und je jünger sie sind, desto stärker fällt dieses Anders-Sein ins Gewicht und desto schwerer fällt es dem Erwachsenen, die Denk- und Erlebensweise des Kindes nachzufühlen.

---

* Eine italienische Bekleidungsfirma hatte vor einigen Jahren die Idee, auf ihren Plakaten ein blutiges Neugeborenes zu zeigen. Niemand verstand den Kontext (weil da auch gar nichts zu verstehen war), – aber alle diskutierten darüber.

Kinder reagieren auf ganz andere TV-Botschaften mit Angst als Erwachsene.

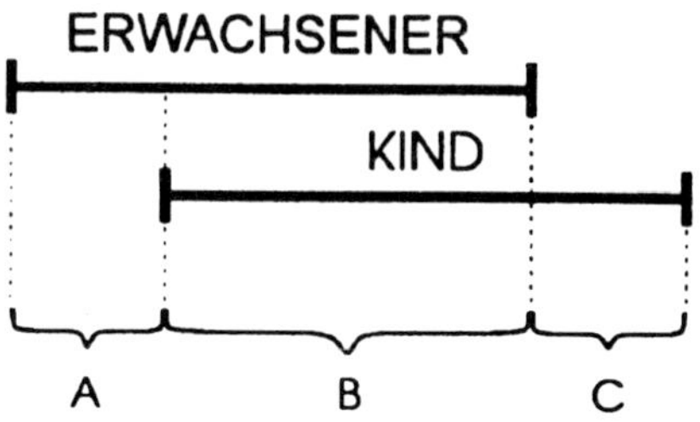

Die Skizze zeigt unterschiedliche Spektren emotionserzeugender audiovisueller Botschaften beim Erwachsenen und beim Kleinkind. Zur Erläuterung:

Bereich A:	TV-Botschaften, die ausschließlich bei Erwachsenen Emotion hervorrufen,
Bereich B:	TV-Botschaften, die in praktisch jeder Altersgruppe Emotion hervorrufen,
Bereich C:	TV-Botschaften, die ausschließlich bei Kindern Emotion hervorrufen.

Beispiel für A:
Ein TV-Nachrichtensprecher verliest eine polizeiliche Warnung über einen gefährlichen Mörder, der sich in der Umgebung aufhalten soll; ohne besonderes Mienenspiel bittet er abschließend die Zuseher, alle Türen gut zu verschließen und keinem Fremden zu öffnen.

So sehr diese TV-Botschaft beim Erwachsenen Unwohlsein hervorrufen wird, so wenig wird ein zweijähriges Kind etwas dabei empfinden; es hat die rein verbale Botschaft nicht verstanden.

Weiteres Beispiel für A:
In einer TV-Dokumentation sind Wälder zu sehen, die in langsamen Überblendungen immer mehr ihre Blätter verlieren, immer armseliger werden, immer mehr kaputt gehen. Der dazu gesprochene Text zeichnet in trockenen Worten eine ökologische Untergangsstimmung, eine sehr düstere Zukunft.

So sehr diese TV-Botschaft beim Erwachsenen Besorgnis auslösen mag, das zweijährige Kind wird dabei absolut nichts Angstmachendes erkennen, weil es die düstere Zukunftsvision noch nicht versteht.

Es gibt also TV-Botschaften, die beim Erwachsenen Besorgnis oder gar Angst hervorrufen, das Kind hingegen ungerührt lassen, weil es die Botschaft noch nicht begreifen, nachvollziehen oder spüren kann. Aber es gibt umgekehrt viele TV-Botschaften, die uns Erwachsene überhaupt nicht aufregen, unsere Kinder aber verunsichern und ihnen Angst machen, ohne daß wir das vermuten würden.

Keine der folgenden Beispielsszenen wurde produziert, um bei irgend jemandem Angst auszulösen. Und bei keiner der Szenen hatten die Erwachsenen die Angst ihrer Kinder bemerkt.

> Beispiel für C:
> In einem Raum sitzt der Vater am Tisch, die Mutter auf einer Couch, das Kind spielt am Boden. In einer Ecke steht das TV-Gerät, vom Kind nicht weiter beachtet.
> Plötzlich fällt ein Schuß und jemand schreit auf.
> Als das am Boden sitzende Kind aufblickt, sieht es im TV einen Mann mit Schnurrbart, der lächelt.

Das Kind hat «ganz nebenbei» ferngesehen. Und es kann überhaupt nicht einordnen, ob nun jemandem Böses getan wurde, ob jemand verletzt oder gar zu Tode gekommen ist, oder ob es sich bloß um ein Tontaubenschießen im TV handelt. In jedem Fall fällt das Kind mit dem Schuß und dem Schrei in ein emotionales Loch. Es kann die Szene absolut nicht einordnen, die aufkommende Angst nur schwer auflösen.

In diesem Augenblick sind in seinem Gesicht vielleicht diskrete Zeichen der Angst zu sehen, vielleicht aber auch nur ein merkwürdig ernster Ausdruck. Hier würde schon *ein* aufklärender Satz der Eltern genügen, um die Angst aufzulösen, das Gleichgewicht des Kindes wieder herzustellen. Aber meist geschieht nichts; und das Kind wird nach ein paar Sekunden – ohne diese Szene verdaut zu haben – von der nächsten Szene «weitergestoßen» werden. So entsteht eine endlose Kette von kleinen Schlägen, die die Eltern gar nicht bemerken, die aber alle zusammengenommen das Kind «destabilisieren», ein bißchen aus dem Gleichgewicht bringen.

Unter Umständen kann aber auch schon eine einzige solche Szene einem dreijährigen Kind Schlafstörungen bescheren, von denen dann niemand ahnt, was die Ursache ist – denn das Kind «hat ja kaum hingeschaut».

Sehr häufig erklären Eltern, ihr kleines Kind interessiere sich wenig für den laufenden Fernseher, es beachte ihn kaum. Aber es ist falsch, zu glauben, daß ein Kind die Beta-Welt in Bild und Ton nur dann wahrnimmt, wenn es sich voll auf das Fernsehen konzentriert. Im Gegenteil: Für unsere Kinder ist es mit dem Nebenbei-Fernsehen wie mit dem Passivrauchen: Auch dort hat man erst in den letzten Jahren erkannt, wie schädlich der Rauch auch für die ist, die ihn bloß passiv konsumieren.

Das «Nebenbeifernsehen» wird von Eltern noch immer kaum als eigentliches Fernsehen eingestuft, es wird gar nicht «miteinberechnet» (siehe auch Kap. 5.1.2). Und nur selten werden Eltern nachvollziehen, was in einem Kind vorgeht, das «nur so nebenbei» eine Szene wie die folgende erlebt.

Beispiel für C:
Meine damals etwa 4½-jährige Tochter geht mit mir an einem laufenden Fernsehgerät vorbei und wird gleich darauf unruhig und fängt fast zu weinen an. Als ich zurück zum TV-Gerät blicke, kann ich den Zusammenhang herstellen: – Im TV läuft ein harmloser Kulturbeitrag, wo ein Tänzer eine rabenschwarz gekleidete Tänzerin eng umschlungen hält, untermalt von dunkler, bedrohlich klingender Musik.
Nur: der Tänzer hält die Tänzerin verkehrt herum, also ihre Beine ragen hoch in die Luft und ihr Kopf hängt tief nach unten, so daß ihr langes blondes Haar den Boden streift.

Die Szene hat für das Kind bloß etwa vier Sekunden (!) gedauert, aber sie hat hochgradig verunsichert («... was macht der Mann mit dieser Frau?»). Und hätte meine Tochter nicht so deutlich reagiert, es wäre mir gar nichts aufgefallen.

Erst als ich ihr die Szene nicht nur genau erkläre, sondern diese mit ihr dann auch noch durchspiele, verfliegt ihre Angst. Die Situation kann nun emotional eingeordnet werden, die Angst kann sich auflösen.

Weiteres Beispiel für C:
Ein vierjähriges Kind sitzt vor dem TV-Gerät, es läuft ein Kulturbeitrag aus Nepal.
1. Szene: In einem Bergdorf hockt ein nacktes Kind am Boden und spielt. Schnitt.
2. Szene: In genau demselben Bergdorf, auf genau demselben Dorfplatz ist ein aus Holz geschichteter Scheiterhaufen zu sehen, aus dem zwei kleine Kinderfüße hervorragen. An einer Seite beginnt der Scheiterhaufen bereits zu brennen. Schnitt.
3. Szene: Ein etwa gleichaltriges Kind wie in der ersten Szene spielt an einer anderen Ecke des Dorfplatzes.
Der dazugesprochene Text ist im üblichen Stil einer TV-Dokumentation gehalten und wird erst ab etwa sechs bis acht Jahren verstanden.

Je weniger genau man den Kulturbeitrag verfolgt hat, je mehr man nur «nebenbei» zugeschaut hat, je mehr man die Sendung nicht als Dokumentation konsumiert hat, sondern bloß als Bilderfolge, und vor allem: je jünger man ist – desto stärker erlebt man die Szenenfolge als Scheiterhaufenverbrennung desjenigen Kindes, das man in der ersten Szene gerade noch spielen gesehen hat.

Unser Beta-Kind hat nicht gefragt, es hat nicht aufgeschrien, niemand hat seine Angst bemerkt und nach wenigen Sekunden wird sie auch verdrängt sein – von den nächsten bunten Bildern.

Weiteres Beispiel für C:
Ein dreijähriges Kind sitzt allein vor dem TV-Gerät. Im Rahmen einer Tiersendung taucht ein kleiner Käfer im Bild auf. Schnitt.
Nun erscheint ein Auge dieses Tieres bildfüllend, tausendfach vergrößert, farbig schillernd und äußerst unheimlich.

Das Kind vermeint, ein riesiges (weil ja bildfüllendes) Tier vor sich zu haben und erschrickt. Das filmische Gestaltungsmittel der Großaufnahme hat das Kind überfordert, die Einordnung der Dimension des Käferauges ist ihm unmöglich. Der kleine Irrtum, den Erwachsene gar nicht ahnen, hat Schrecken ausgelöst.

Es ist mittlerweile ausreichend belegt, daß moderne Schnittechniken, die vom Kleinkind nur zum Teil verstanden werden können, zur Fehldeutung von Größenverhältnissen und somit zu einer fehlerhaften Wahrnehmung *(«Dyskognition»)* führen können [10, 11, 12, 13, 14].

> Weiteres Beispiel für C:
> In der TV-Dokumentationsreihe «Universum» wird eine Gruppe von Gazellen von einem Löwen gesichtet. Dieser beginnt, die Tiere zu verfolgen. Schließlich erwischt er eine Gazelle und reißt sie in Stücke. Der abrupte Wechsel von der idyllischen Szene mit den zarten, anmutigen Gazellen, hin zur Jagd auf Leben und Tod, an deren Ende der Löwe den Kopf des Tieres in Stücke reißt, während der in Großaufnahme noch zuckt – das ist für ein Vorschulkind jedenfalls keineswegs kindgerecht. Es ist vielmehr ein Überfall auf die kindliche Seele, das ja gerade auf einen friedlichen Tierfilm eingestimmt war.

Das Kind ist hilflos und überfordert, es kann in seinem Raster von Gut und Böse keine Zuordnung treffen. Angesichts der Szene zu Anfang der Sendung hatte es sich innerlich auf die Idylle eingestellt, hatte sich mit den Gazellen angefreundet wenn nicht identifizert – und war dann völlig unvorbereitet ermordet worden.

Sie werden sagen: Dann müßte es doch auch «schädlich» für das Kind sein, zuzusehen, wie seine Katze mit einer halbtoten Maus spielt. Die Antwort lautet natürlich nein. Denn erstens hat sich das Kind mit der lebenden Maus vorher nicht verbrüdert, angefreundet, identifiziert, zweitens ist der Tötungskontext von Anfang klar und drittens passiert so etwas wohl nur ganz vereinzelt. In der Beta-Welt aber tausendfach.

Jedesmal, wenn das Beta-Kind allein vor dem TV-Gerät sitzt, ist es nicht in der Lage, die starken Emotionen, die die Bilder in ihm auslösen, zu kanalisieren. Die Szenen hängen grauenvoll und blutig in der Luft, und sie werden umso schrecklicher empfunden, je weniger sie verstanden werden. Dem Kind fehlt die Distanz, die Bilder als bloße Information aufzunehmen, sie an der richtigen Stelle «abzulegen» und danach die Schublade wieder zu schließen. Es ist unschwer vorstellbar, daß tausende «offene Schubladen», aus denen jede Menge nicht aufgearbeiteter, nicht abgeschlossener Dinge heraushängen, zuletzt eine riesengroße seelische Unordnung der Emotionen schaffen, vor der das Kind verzweifelt steht, weil es sie nicht mehr bewältigen kann. Das ist die Situation des Beta-Kindes.

Erinnern Sie sich an Ihre Kindheit, wo Sie am Abend nach dem Geschichtenvorlesen dalagen und sinnierten; wie Sie sich alles noch einmal schweigend durch den Kopf gehen ließen und dann anfingen zu fragen: warum?, warum nicht anders?, immer schon so? Und wie Sie das Bilderbuch nocheinmal zur Hand nahmen und es zurückblätterten – ganz langsam.

W. Longardt erzählt in seinem Buch *«Bilderflut und Kinderaugen»* von Grundschulkindern in einem Hort, die ein uraltes Kurbelkino mit zwei ganz kurzen Märchenfilmen zur großen Verwunderung aller Erwachsenen überaus interessant finden. Die Kinder sind einfach begeistert, daß man dieses kleine Kino selbst bedienen kann, daß man drehen kann, wie man will, schneller oder langsamer, auch rückwärts oder im Zeitlupentempo; und daß man alles immer wieder anhalten und nochmal ansehen kann [15].

In der Beta-Welt hingegen kann kein Kind das Tempo selbst bestimmen, die Zeit anhalten oder zurückblättern. Hier bleibt dem Kind zu solch wichtigem Nachdenken, Nachfragen und Verarbeiten niemals Zeit – schon gar nicht, wenn es allein vor dem Fernseher sitzt.

So wie auf der Objektebene nur mit aktivem Verändern (*Transformation* im Sinne von *Piaget*) eine lernende Erfahrung möglich ist, verhält es sich hier mit den tausend Emotionen, die am Kind vorüberlaufen: Es kann das alles nicht wieder und wieder betasten, drehen und wenden, es kann nichts verändern, es kann nicht hinterfragen und dann erst abschließen, um die Beobachtungen in aller Ruhe in sein Weltbild einzubauen.

In einer TV-Zirkusmanege sitzt eine Dame an einem Tisch und hat eine Flasche Wein bestellt. Der Kellner ist der Clown, dem – während er die Flasche bringt – eine Reihe der üblichen Mißgeschicke passiert (Er verschüttet Wein auf den Boden, auf den Tisch, ins Dekolleté der Dame und fällt schließlich mehrmals hin). Das Publikum tobt vor Lachen, es weiß ja, daß alle «Mißgeschicke» bloß Clownerie sind.

Vor dem TV-Gerät sitzt allein ein 3½-jähriges Kind. Voller Mitgefühl und Angst («... die arme Frau, jetzt ist sie ganz naß geworden!, der arme Mann, jetzt hat er sich wehgetan! ...») hat es zu weinen begonnen.

Wir Erwachsenen wissen gar nicht so ohne weiteres, ob TV-Szenen von unseren Kindern bloß verständnislos wahrgenommen, ohne Anteilnahme ad acta gelegt werden, oder ob sie vielleicht Unsicherheit, Angst oder Mitleid auslösen.

So wie die Dinge heute stehen, ist es kaum möglich, die Eignung einer TV-Sendung für ein Kind mittels Programmankündigung oder Programmzeitschrift vorher zu beurteilen – weder vom Sendungstitel, noch vom Genre, noch von den empfohlenen Altersangaben her. Es ist überhaupt nicht mehr vorherzusagen, ob eine harmlos friedliche TV-Szene nicht vielleicht plötzlich in ein grauenhaftes Szenario umkippen oder ob eine dokumentarische Realität für ein Kind geeignet sein wird oder nicht.

Einige Vorschläge hierzu sind in Abschnitt 5 zusammengefaßt.

3.4 Das Dauerfeuer Gefahr

Klassische Theaterstücke sind meist so konzipiert, daß maximale Spannung nur ein- oder zweimal im ganzen Stück erzeugt wird. Auch alte Spielfilme sind meist so aufgebaut. Schließlich konnte man hier wie dort davon ausgehen, daß der Zuschauer während des ganzen Stückes physisch anwesend ist und auch zuschaut, jedenfalls keiner anderen Tätigkeit nachgeht.

Das ist im Fernsehzeitalter anders geworden: Ferngesehen wird in der Unterhose, beim Zwiebelschneiden, beim Zeitunglesen, beim Essen, beim Schulaufgabenmachen – und beim Schlafen. Und während das TV-Gerät läuft, muß man manchmal telefonieren, ins Nebenzimmer oder auf die Toilette.

Und die Fernsehmacher haben darauf immer mehr Rücksicht genommen. Sie haben Fernsehen so gemacht, daß es der Erwachsene auch dann noch versteht, wenn er gar nicht hinschaut, daß er es auch dann noch interessant findet, wenn er gar nicht immer im Raum ist.

Fernsehen muß so gebaut sein, daß man problemlos wieder in die Handlung einsteigen kann, wenn man von der Toilette zurück ist. Kommt man nämlich zurück und versteht die Handlung nicht mehr, dann schaltet man um. Im Kampf um Einschaltquoten – besser: im Kampf um die niedrigsten Umschaltquoten – wurde Fernsehen zu einem Medium, in das man unglaublich leicht einsteigen, aus dem man aber unglaublich schwer wieder aussteigen kann. Denn das ist die Urangst der Fernsehmacher: daß man umschalten könnte. Sie haben eine Fülle von TV-spezifischen Techniken entwickelt, um dieses Aussteigen zu verhindern:

Erstens hat man die TV-Serien erfunden. Wann immer man einschaltet, man erkennt die Gesichter sofort wieder, ist ohne Anlaufzeit sofort wieder mitten drin.

Zweitens mußte der große Handlungsfaden durch viele kleine Nebenhandlungen ersetzt werden, die man sofort versteht, wenn man einschaltet, in die man schnell wieder einsteigen kann, wenn man vom Telefonieren zurückkommt.

Drittens muß es andauernd spannend sein, denn niemand schaut sehr lange hin, um auf den Spannungshöhepunkt zu warten. Also müssen viele Klein-Handlungen her, die jeweils sehr rasch zu ihrem eigenen Spannungshöhepunkt kommen. Übrig bleibt ein buntes Muster mehr oder weniger unzusammenhängender Nebenhandlungen, die untereinander absolut austauschbar geworden sind. Stories sind heute nicht mehr episch aufgebaut. Man lötet 1,5 bis 2 Minuten lange Einzelszenen zu einem künstlichen Handlungsfaden zusammen und versieht sie am Ende mit einem *«Cliffhanger»* (Schlußszene, die auf die nächste Folge neugierig macht).

Aber wie erzeugt man alle paar Minuten einen neuen Spannungshöhepunkt? Spannung hat immer mit Erwartung zu tun, auf einen mehr oder weniger vorstellbaren Zielpunkt, und Spannung hat mit emotionaler Anteilnahme zu tun. Ob es nun Trauer ist oder

Freude, Angst oder Ekel, Haß oder Mitleid, Wut oder Neid oder Schadenfreude – je mehr davon, desto besser. Es geht immer um emotionale Anteilnahme; denn erst wenn wir vor Anteilnahme fast zerspringen, schalten wir nicht mehr um.

Und alle anderen raffinierten filmischen Techniken sind bloß Hilfswerkzeuge, um unsere emotionale Anteilnahme zu steigern: Die Zeitlupe, der Zoom, die effektvolle Kamerafahrt, der Kameraschwenk, der abrupte Schnitt oder das plötzliche Anhalten des Bildes, aber genauso die Beschleunigung der Handlung und der Bilder, die steigende Grausamkeit und Brutalität und nicht zuletzt die «Reality-TV»-Masche.

Der Erwachsene hat gelernt, Realität und Fiktion meistens auseinanderzuhalten (Fällt diese permanente Kontrolle, dieser verläßliche Filter beim Erwachsenen einmal aus, können schwere Angstzustände die Folge sein – wie etwa bei psychisch Kranken). Besonders spannende Szenen als bloße Fiktion zu erkennen, bedeutet für den Erwachsenen Angstreduktion, Sicherheitsgewinn. Aber auch ihm verschwimmen hin und wieder die Grenzen zwischen Fiktion und Realität:

> Als Sue Ellen in dem TV-Dauerbrenner «Dallas» ihr erstes Kind bekam, schickten herzensgute Zuseher Windelpakete an die TV-Redaktion.
>
> Kaum war in der deutschen TV-Seifen-Oper «Lindenstraße» eine Wohnung frei geworden, bewarben sich Hunderte von Wohnungssuchenden bei der ausstrahlenden Sendeanstalt.
>
> Und quer über der Auffahrt von Imst in Tirol zum Mieminger Plateau spannt sich ein Transparent: «Willkommen in der Heimat des Bergdoktors» [16].

Ein Kind kann noch viel weniger zwischen Fiktion und Realität differenzieren. In der Beta-Welt kann es keine einzige Fernsehsekunde lang sicher sein, ob es sich nun gerade um Fiktion oder Realität handelt. Daher wirkt Spannung auf das Kind elementarer und nachhaltiger und bedeutet oftmals Verlust von Sicherheit. Dann erleben Kinder das, was zur spannenden Unterhaltung Erwachsener produziert wurde, als existentielle Bedrohung. Um dieser wichtigen Frage näherzukommen, sollte unterschieden werden zwischen bipolarer und multipolarer Spannung:

Bipolare Spannung

> Ein Mensch läuft so schnell er kann, um einen anderen, der auf ein Unheil zusteuert, davon abzuhalten. Wird er ihn rechtzeitig erreichen oder nicht?

Diese bipolare Spannung läßt von vornherein nur zwei Lösungen zu: Entweder trifft die Warnung rechtzeitig ein, oder sie kommt zu spät und das Unheil tritt ein. Dieses Schwanken zwischen den beiden Polen, diese Unsicherheit, welche der beiden Möglichkeiten nun eintreten wird, erzeugt Spannung; allerdings hat der Beobachter hier von vornherein die einzigen beiden Lösungsmöglichkeiten im Kopf – entweder tritt der Fall A oder im schlimmsten Fall der Fall B ein.

> Ein großer Stein löst sich vom Dach eines Hauses, an dem ein Passant entlanggeht. Erst nach einigen spannenden Sekunden schlägt der Stein knapp neben dem Passanten auf der Straße auf.

Auch hier hat die Spannung für den Beobachter in dem Moment begonnen, als ihm die Gefahr für den Passanten klar wurde, und die Spannung löst sich in dem Moment, wo der Stein neben dem Passanten aufschlägt und ihn nicht getroffen hat. Ganz anders die

Multipolare Spannung

> Diffuses Licht, diffuse Farben, die Deutung der Objekte im Bild, ihrer räumlichen, funktionellen oder sozialen Relationen (sind das Gegenstände?, sind das Lebewesen?) ist nicht möglich. Die akustische Untermalung gibt der Szene einen diffus bedrohlichen Charakter.

Multipolare Spannung wird erzeugt, wenn eine Szene zwar bedrohlichen Charakter hat, aber kaum auszumachen ist, aus welcher Richtung die Bedrohung kommt und wohin sie führen könnte; wenn der Ausgang der Szene in jeder Hinsicht völlig offen, überhaupt nicht vorauszudenken ist.

Zum nebenstehenden Foto: Die statische Abbildung mit der Frau auf dem Stier mag vielleicht nur einen vagen Eindruck von der Dynamik einer multipolaren Spannung vermitteln, aber sie verdeutlicht, was es mit dem Kontext auf sich hat: Multipolare Spannung wird durch Kontextfremdheit (der Teilinformationen zueinander) oder Kontextverfremdung erzeugt, sie verunsichert also sozusagen mehrfach, auf verschiedenen Ebenen. Es ist zwar Gefahr da, aber es ist nicht zu orten, woher sie kommt, was genau sie anrichten wird, wie man ihr entkommen könnte und wie die Sache ausgeht. Die emotionalisierende Kraft geht von der existentiellen Verunsicherung aus, die der Beobachter erlebt, von der Nichteinordenbarkeit der drohenden Gefahr.

Und genau diese multipolare Spannung, die uns sozusagen jenseits unserer Ratio anpackt, diese ungleich schwerer verdauliche Art von Spannung erlebt das Beta-Kind viel häufiger als der Erwachsene. Weil es TV-Szenen viel öfter als unklar, diffus und nicht einzuordnen erlebt, wo der Erwachsene die Szene routiniert als bipolare Spannung einstufen kann.

Kinder sind diesem Dauerbeschuß mit (meist negativ besetzten) Emotions-Ladern praktisch ungeschützt ausgesetzt. Sie stehen in diesem Dauerfeuer ständig unter einer Anspannung, die sie teilweise als persönliche Bedrohung erleben.

Ich glaube, daß dieser Dauerbeschuß der sensibelsten Bereiche der kindlichen Seele tausend kleine Verwundungen setzt, die tausend kleine Narben hinterlassen.

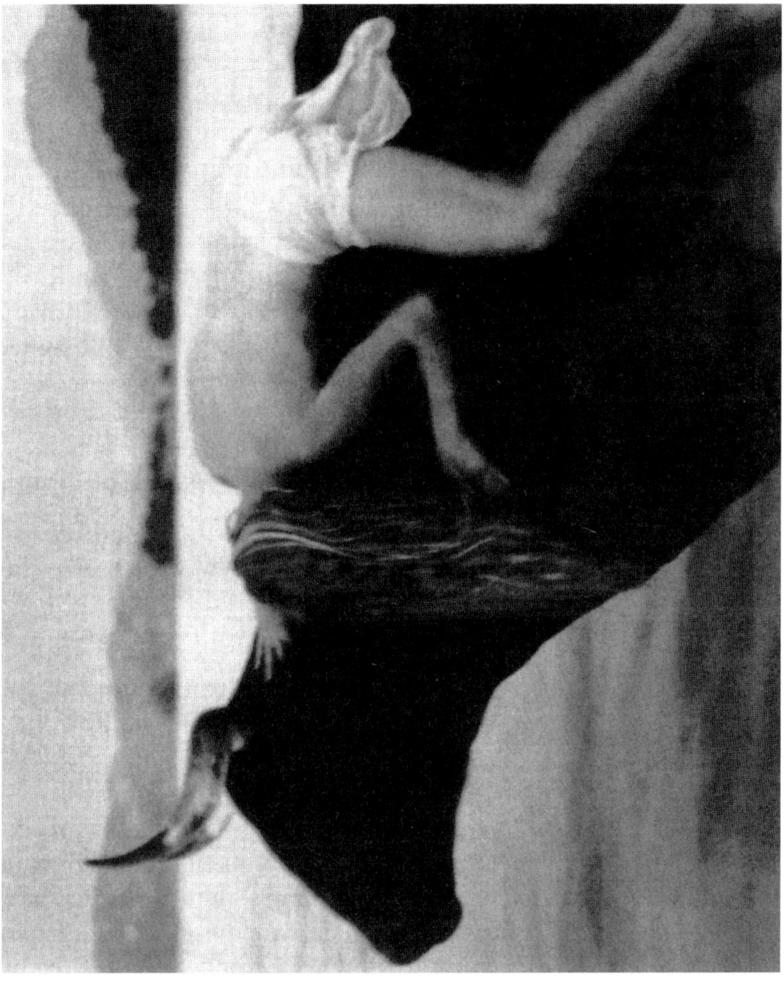

3.5 Die Reizüberflutung

Für ein Kind mag ein Ausflug mit seiner Familie und vielleicht noch einem Fest mit Musik am Abend wohl ein besonders erlebnisreicher Tag sein – aber eine Reizüberflutung ist das deshalb noch lange nicht. Wenn man dasselbe Kind aber eine Stunde lang an eine Hauptstraße in Berlin stellt, wo tausend Menschen, groß oder klein, alt oder jung, fröhlich oder ernst, an diesem Kind vorbeihetzen – dann kann das Reizüberflutung sein.

Was also ist Reizüberflutung?

Es ist die subjektiv unüberschaubare Menge von Ereignisbruchstücken, die keinen Anfang und kein Ende haben und die das Kind deshalb nicht in den Kopf kriegen, nicht zu einem Ganzen verarbeiten oder einordnen kann. Es ist die Flut von Handlungsfetzen, die sich über das Kind ergießt, die sich in seinem Kopf nicht setzen kann, in der notwendigen Stille, in der nötigen «Nacheinanderheit», die seinen Kopf mit Impulsen anfüllt bis über den Rand.

> Hertha Sturm sagt: *«... in deutschen TV-Sendern sind im Zeitraum zwischen 18h und 20h täglich bis zu 800 deutlich identifizierbare Einzelpersonen zu sehen, aber nur etwa 20 davon haben eine Rolle, kriegen also persönlich Farbe und Profil».*

Der Rest sind blasse Passanten und Statisten, sozusagen schon tot, bevor sie ihren ersten Satz sprechen konnten. – Das ist Reizüberflutung.

Für den Kinderpsychiater gibt es eine Menge von Warnsignalen, die bei einem reizüberfluteten Beta-Kind blinken. Solche Signale werden von Erwachsenen allerdings nur selten registriert oder richtig gedeutet. Jeder hat schon einmal von diesen Warnsignalen gelesen oder gehört; aber im Einzelfall begründet er jeden Kopfschmerz, jede Müdigkeit, Antriebslosigkeit, Freudlosigkeit seines Kindes lieber mit irgendeinem kleinen aktuellen Ereignis, als mit der Bilderflut aus der Beta-Welt.

Es gibt in der Akustik den Begriff des Signal-Rausch-Abstandes (*«signal to noise ratio»*). Eine Tonaufnahme ist umso besser, je niedriger der Rauschpegel im Vergleich zum Pegel der aufgenommenen Musik ist. Genauso ist es mit der Reizüberflutung:

Die vielen unwichtigen Reize des Tages sind das Grundrauschen, die wenigen wesentlichen Informationen (z. B. irgendeine wichtige Lernerfahrung) sind das Signal. Aber dieses Grundrauschen wird mit der Beta-Welt immer lauter, und das eigentlich wichtige Signal kann sich immer weniger davon abheben.

«... wenn mein Kind fernsieht, kann ich es nicht einmal ansprechen, es hört mich nicht, es sieht mich nicht, es reagiert überhaupt nicht, es ist einfach wie hypnotisiert ...» wundern sich Eltern. Aber es hämmern mehr als 1200 Bildwechsel Stunde für Stunde auf dieses Beta-Kind ein – was Wunder, daß der Becher voll ist. Mit einer Mischung aus großer Anspannung und tödlicher Langeweile sitzt es vor dem TV-Gerät und dann genügt ein einziger externer Reiz, um das Faß zum Überlaufen zu bringen – die Mutter ruft, das Kind wird wütend und hält sich tobend beide Ohren zu.

Auf anhaltende Reizüberflutung reagiert ein Kind zwar teilweise mit einer gewissen Gewöhnung, also mit «Niederregelung» der Impulsstärke zwecks Schadensbegrenzung. Trotzdem: Die maximale Impulsdichte der Beta-Welt hat unzweifelhaft Anteil an der Entstehung oder Verstärkung psychischer und psychosomatischer Störungen von Kindern. Sie werden in Abschnitt 4 beschrieben.

3.6 Der Plakateffekt

Die Beta-Welt ist vereinfachend, vergröbernd, plakativ. Sie muß es sein, damit sie auch ganz sicher von jung und alt verstanden wird. Die Typen in dieser Welt müssen sehr stereotype Gestalten sein (der Gute, der Mörder, der Tölpel usw.); die Figuren müssen monochrom gezeichnet sein, damit sie leichter erfaßbar sind und einen maximalen Wiedererkennungswert haben. Der Intellektuelle trägt immer eine Brille. Der Geniale hat immer einen Lokkenkopf. Der Psychopath ist immer spindeldürr und grinst an den falschen Stellen. Der TV-Böse ist entweder dicklich und weichlich oder sehr hager mit viel Backenknochen und zeigt immer dieses genüßliche Lachen, wenn er den Mord begeht.

TV-Gestalten sind wie Plakate, vereinfacht und vergröbert, denn die Zuschauer müssen innerhalb weniger Sekunden wissen, was läuft, auch wenn sie verspätet eingeschaltet haben. Jedes Kind muß sich beim ersten Hinschauen auskennen. Alle Köche müssen weiße Hauben tragen – was in der Realität ja nicht stimmt – und alle TV-Mörder müssen unsympathisch sein – was in der Realität schon gar nicht stimmt. Und alle sollen an denselben Stellen lachen: Damit man immer gleich weiß, wo es besonders witzig ist (auch ohne recht hinzusehen), wird an den entsprechenden Passagen einfach eine Lachkonserve dazugemixt, die dem Unaufmerksamen oder dem Langsamdenker signalisiert: «hier besonders witzig».

TV muß immer plakativ sein. Der Talkmaster will ja nicht die Wahrheit oder gar die Hintergründe hören, sondern griffige Sprüche und möglichst viele Enthüllungen. Und Forschung im TV – das sind meistens ein paar Reagenzgläser, deren Inhalt man zusammengießt und gegen das Licht hält, während es herausdampft. Die wenigen dazugesprochenen Sätze sind dann das wissenschaftliche Ergebnis. Kein Mensch – und schon gar nicht das Beta-Kind – kann sich danach vorstellen, was wissenschaftliche Forschung bedeutet. Und daß sie über viele Jahre mühsam und vergeblich sein kann.

Fast alles, was ich aus dem Fachgebiet der Kinderneuropsychiatrie im TV sehe und höre, ist halbwahr, schnelletikettiert und unzulässig plakativ vereinfacht (Motto: «... neueste Studien zeigen, gestörte Kinder nehmen zu»). Alles ist Scheininformation, halbwahr oder schlichtweg falsch. Und wenn man anderen Leuten zuhört, die auf ihrem Fachgebiet Bescheid wissen, erleben die genau dasselbe: Jede Minute TV-Fachinformation enthält so viele unzulässige Halbwahrheiten und Fehlinformationen, daß man eigentlich kopfschüttelnd abschalten möchte.

Unsere Welt wird immer mehr zu einer ausschließlichen Welt der Bilder, der Symbole, der Schlagworte und der Logos. Und die

Beta-Welt trägt wesentlich dazu bei, daß unsere Kinder in einer solchen Welt aufwachsen. Journalisten hetzen nach flotten Logos und Sprüchen zum Thema; sie brauchen Vordergründigkeit und schneiden Hintergründe garantiert heraus. Wer selbst einmal erlebt hat, wie ein Interview in Echtzeit abläuft und was dann davon medial zur Story verbraten wird, weiß, wovon ich rede.

Dieser journalistische Zwang zur plakativen Simplifizierung verschmilzt Unzusammenhängendes, trennt Zusammengehöriges, löscht Wesentliches heraus und putzt Langweiliges hochdramatisch auf. So kann zum Beispiel die trost- und freudlose Welt drogensüchtiger Jugendlicher in der Realität gar nie so verlockend sein wie eine einzige TV-Dokumentation darüber. Mit der ewig unvermeidlichen Fixernadel, die möglichst in Zeitlupe und in Großaufnahme wieder und wieder in die Ellenbeuge sticht.

Oder der Fernseh-Kinnhaken:

Das ist eine ganz klare Sache: Man stürzt rücklings wie vom Blitz getroffen nieder – und steht nach drei bis zehn Sekunden wieder auf, renkt sich mit einer typischen Kopfschüttelbewegung den Kiefer selber wieder ein und geht zur Tagesordnung über.

Nichts davon ist in irgendeiner Weise real nachvollziehbar und kein Mensch, der durch einen Kinnhaken zu Boden geschlagen wurde, steht nach drei bis zehn Sekunden wieder auf. Denn entweder fällt er gar nicht um oder steht so schnell nicht wieder auf.

Aber unseren Kindern, die in früherer Zeit kaum einmal einen Kinnhaken zu Gesicht bekamen, wird auf diese Weise von der Beta-Welt tagtäglich suggeriert, wie ungefährlich er sei. Der Fernseh-Kinnhaken ist längst zu einem kleinen Schimpfwort geschrumpft. Er ist die schnellste Art, dem Zuschauer ohne viel Dialog klarzumachen, was zwischen zwei Menschen läuft. Und Fernsehen hat es eilig.

B. Bettelheim hat bei audiovisuellen Botschaften gefordert, stereotype Charaktere der Personen zu vermeiden, weil Kinder *«... Personen brauchen, die wachsen, sich ändern, Erfahrungen sammeln»* [17]. Aber Fernsehen *muß* ja Unterschiede dick auftragen und es *muß* statisch-plakativ sein, damit es alle Fernsehkinder auch rasch begreifen. Fernsehen hat nicht die Zeit, dynamische Entwicklungen nachzuzeichnen, Charaktere wachsen zu lassen. Deshalb *muß* alles zu wiederkehrenden Schablonen menschlicher Begegnungen verballhornt und verkürzt werden.

Wenn sich in der Realität A von B verabschiedet, kann es vorkommen, daß er ihm eine Sekunde lang nachblickt. Tut er dies in böser Absicht, mag dieser Blick vielleicht eine Zehntelsekunde länger dauern und einen Hauch ernster ausfallen.
Wird so eine Szene aber von einem Regisseur «realisiert», wird er das meistens übertreiben und überdeutlich darstellen, damit wir auch begreifen, wie bedeutungsschwanger er die Szene verstanden haben möchte. Also bekommen wir im TV immer Männer zu sehen, die jemandem dann besonders lange nachblicken, wenn das für die weitere Handlung eine Bedeutung haben soll – und die gar nicht nachblicken, wenn das für die weitere Handlung bedeutungslos ist.

Und kein Mensch, der über einen Felsen oder von einem Hochhaus in den Tod stürzt, schreit jemals diesen langen Schrei, bis er aufschlägt, wie das in absolut allen TV-Filmen zu sehen ist.

Oder wenn der Telefonpartner am anderen Ende der Leitung unerwartet auflegt, kommt immer dieser verdattert fragende Blick auf das untere Ende des Telefonhörers. In Fernsehfilmen hat man diese Schablone wohl schon einige tausend Mal gesehen; in der Realität noch niemals.

In diesem eingefahrenen Schablonenreigen verkümmert naturgemäß die Darstellung der Verschiedenheiten menschlicher Körpersprache und Mimik, die Farbigkeit unterschiedlicher Kommunikationsformen. Fernsehmacher müssen auf Feinheiten verzichten, weil das Zeit kostet – und angeblich langweilt. Feinheiten liefen ja der Idee des Fernsehens zuwider, diesem modernen Bilderbuch, das rasch von allen verstanden werden muß.

So kommt es, daß sich Beta-Kinder schließlich eine vereinfachte, vergröberte Plakatvorstellung von Problemstellungen, Ereignissen und vor allem von menschlicher Kommunikation eingerichtet haben.

«Das Fernsehen hat aus dem Bosnien-Krieg jedes Quentchen Anschauung gepreßt, das er hergab. Es hat den Tod begleitet, jede Woche in einem

anderen Ambiente. Mal wurde er aus der Luft beobachtet, mal in einer Einkaufsstraße. Mal hat er geknattert, mal ist Rauch aufgestiegen, mal ist jemand plötzlich zu Boden gefallen, mal hat er nur die Hände vor dem Gesicht zusammengeschlagen oder mit glasigen Augen aus dem Lazarettbett in die Kamera gestiert.
... Nachrichten in ihrem heutigen Verständnis enthalten einen spezialisierten, von den Geboten der Attraktivität wie der Aktualität verzerrten Ausschnitt aus einer Wirklichkeit. ... hinter der Präzision der Anschauung, der Angaben über Opfer und Schadenssummen verschwindet das Wissen um die Kausalität der Katastrophe ...» [18].

Beta-Kinder sind sehr versiert in der raschen Erfassung großer, plakativer körpersprachlicher Gesten, aber rettungslos unerfahren, wenn es um zwischenmenschliche Ereignisse oder mimische Kommunikation, um die reale Körpersprache geht. Beta-Kinder spüren nicht mehr, daß ein böses Wort verletzt hat, weil sie die körpersprachliche Antwort ihres Gegenübers einfach größer, plakativer erwarten.

Oder sie spüren nicht mehr, wenn ihr Gegenüber Angst hat, weil sie in der Beta-Welt gelernt haben, daß Angst immer mit weit aufgerissenen Augen einhergeht, sonst kann es ja keine Angst sein.

Die Beta-Welt ist kein Abbild der Realität, wie sie es leider vielfach vorgibt. Sie ist nicht wirklich ein realer, womöglich gar um Ausgewogenheit bemühter Ausschnitt unseres Lebens. Sie ist vielmehr ein verdichteter, vereinfachter, plakativer – und damit die Alpha-Welt essentiell verzerrender Ausschnitt. Und selbst der Erwachsene kann den endlosen Kreis von Schreckensmeldungen und Katastrophenbildern oft nur mehr «*... mit einem Gestus beantworten, der etwa besagt: Wieder ein Bild aus der Familie jener Bilder, die ich schon früher überlebt habe und die ich schon früher nicht anders als mit bekennender Ohnmacht beantworten konnte*» [18].

In der Beta-Welt widerfahren den Menschen unaufhörlich Schrekken und Katastrophen, aber seltsamerweise gehen sie nie auf die Toilette, husten nie (es sei denn, sie leiden an Tuberkulose), räumen nie wirklich ihre Wohnung auf, treffen die wichtigen Entscheidungen immer gerade noch rechtzeitig, sind meist waghalsig und werden fast immer von Wahnsinnszufällen überhäuft.

Wenn nun schon der Erwachsene, mit seinem fertig gebauten Alpha-Welt-Bild, diese Beta-Welt nicht mehr als extremen und verzerrten Ausschnitt, sondern als Realität begreift – wie soll denn dann das Beta-Kind mit seinem noch ganz unfertigen Alpha-Welt-Bild diese nötige Korrektur vollziehen können?

B. Bettelheim sagt: «*Was Kinder brauchen, ist aber gerade das Wachsen und die Anschauung des Wachsens. Wie sonst sollen sie daran glauben, daß auch sie selbst wachsen können. Sie müssen darüber phantasieren, wie sie sich selbst verändern, dabei lernen, wie sie ein besserer Mensch werden können mit den Lektionen, die das Leben sie gelehrt hat*» [17].

Kinder brauchen den Anfangs- und Endpunkt einer Handlung, sie müssen die dynamische Entwicklung einer Geschichte mitvollziehen können, um etwas aus dem Gesehenen zu lernen, etwas mitnehmen zu können. Aber die Beta-Welt serviert immer nur kleine und damit sehr statische Häppchen. Das ist keinesfalls den Fernsehmachern anzulasten, aber dynamische Entwicklungen, in denen das Kind einen Werdegang erkennen kann, sind in der Beta-Welt kaum auszumachen. Und Geschichten, die wie das rasche Durchblättern von großen farbigen Plakaten sind, haben eben keine Dynamik.

Man stelle sich vor, ein Außerirdischer, der unseren Erdball nur aus TV-Sendungen kennt, würde eines Tages mit ausschließlich dieser plakativen Vorinformation den Versuch machen, hier zu leben. Er müßte fürchterlich scheitern! Weil nichts auf dieser Erde so ist, wie ihm vorgegaukelt worden war. Er würde schrecklich enttäuscht sein, daß er plötzlich durch Dinge hindurch muß, die ihm nie gezeigt worden sind, noch dazu vielleicht unerfreuliche, zeitaufwendige oder schmerzhafte Dinge. Er wäre bestürzt, wie langweilig das Alpha-Welt-Leben meist abläuft, wie arm an «Action» und Höhepunkten, wie vergeblich die meisten unserer Bemühungen hierorts sind, wie wenig man als einzelner bewegen kann in dieser Alpha-Welt und welche Mühe das alles kostet.

Und genauso wie diesem Außerirdischen geht es unseren Beta-Kindern.

3.7 Die totale Enthüllung

Sexualität ist die wohl engste Begegnungsform, kann die extremste Form von Kommunikation sein, die uns Menschen überhaupt möglich ist. Und von außen besehen liegt sie manchmal haarscharf an der Grenze einer Verwechslungsmöglichkeit mit Gewalt. Aber indem Sexualität in der Beta-Welt meist bedrohlich dargestellt wird, ist sie für das Beta-Kind schließlich untrennbar an Bedrohung und Gewalt gekoppelt.

Denn wie oft sehen Beta-Kinder in der Beta-Welt Sexualität, die von Zuneigung und Liebe getragen ist – und wie oft im Zusammenhang mit Zynismus, Ohnmacht, Abhängigkeit, Verachtung, Besitzgier, Kälte und purer Gewalt.

Adulte Sexualität ist in unserem Kulturkreis eine sehr intime Kommunikationsform, die ein Kind – zumindest in letzter Konsequenz – gewöhnlich kaum zu sehen bekommt. Umso ausschließlicher nährt ein Beta-Kind sein Wissen und seine Gefühlsbeziehung zur Sexualität aus der Beta-Welt – und zwar noch viel ausschließlicher als alle seine sonstigen Erfahrungen zur zwischenmenschlichen Kommunikation. Damit wird es auch am stärksten das Opfer von Beta-Welt-Verzerrungen in Sachen Sexualität. Gerade bei der Verbindung von Sexualität und Gewalt bleibt ihm meist verborgen, warum etwas passiert, was das eine mit dem anderen zu tun hat, wie häufig so etwas geschieht oder ob das – «in Wirklichkeit» – womöglich nur ganz ausnahmsweise oder gar nie vorkommt.

In einem neueren Musikvideo werden zwei unabhängige Geschichten bildtechnisch untrennbar verschmolzen, eine Geschichte von menschlicher Sexualität und eine zweite Geschichte von «sportlicher» Tötung eines Tieres.
Während sich die Liebesszene langsam zum Geschlechtsakt zuspitzt, wird immer wieder eine Stierkampfszene eingeflochten, bei der der Torero den Stier schließlich mit der Lanze ersticht. Eindrucksvoll wird die Stierkampfszene zeitlich und bildtechnisch mit dem Geschlechtsakt verwoben: praktisch gleichzeitig mit dem tödlichen Stich des Toreros in das Fleisch des Stieres dringt der Penis des Geliebten in die Frau ein.

Hinzu kommt, daß alle Medien seit eh und je über nichts lieber berichten, kein Thema gieriger ausschlachten als Gewaltverbrechen und Sexualität. So spitzt sich gerade hier, im Bereich der Sexualität, die Verzerrung des sozialen Weltbildes zu. Und zweitausend Jahre christlicher Kirche konnten unseren Kindern die Sexualität nicht so effektiv und wirksam vermiesen, ins schiefe Licht rücken, wie es die Beta-Welt in den letzten 20 Jahren zustande gebracht hat.

Da nützt es auch gar nichts, daß man in «Spezialsendungen» Sexualität hin und wieder eingebettet sieht in den Kontext von Liebe oder Familienplanung oder gar Anatomie, denn längst hat sich die Verunsicherung im heranwachsenden Kind festgefressen.

Weil nun Sexualität in der Beta-Welt meist von männlichen Individuen «aktiv ausgeübt» wird und Frauen bestenfalls eine passive, wenn nicht nur geduldete Rolle spielen, sind vor allem Mädchen die Leidtragenden der häßlichen Beta-Welt-Sexualität. Und es ist nicht verwunderlich, daß manche von ihnen Sexualität als eine abstoßende, ganz und gar unerklärliche Spielart von Gewalt verstehen, wenn sie selbst in das Alter kommen, wo sie diesem großen Kapitel menschlichen Seins positiv begegnen sollten.

Ich halte es für äußerst schwierig, daß ein heranreifendes Beta-Welt-Mädchen nach jahrelangem Beta-Welt-Erleben von sexueller Ohnmacht und Gewalt zu einem problemlosen Umgang mit Sexualität gelangen kann.

Natürlich hat es für Kinder zu allen Zeiten das Miterleben von Sexualität auch in ihren häßlichen Formen gegeben. Aber nirgends ist es für ein Kind schwieriger, diesen «merkwürdigen Vorgängen» einen Stellenwert zuzuordnen als in der Beta-Welt. Keine miterlebte Alpha-Welt-Sexualität ist für das Kind so schwierig in sein Weltbild einzuordnen und nirgends ist Fiktion von Realität so schwer zu unterscheiden wie im Bereich der TV-Sexualität.

Für das heranwachsende Kind gleicht Beta-Welt-Sexualität einem alkoholkranken Vater, der allwöchentlich die Mutter schlägt und vergewaltigt. Wie unwichtig, daß er sich ihr manchmal auch zärtlich nähert. Davon bekommt das Beta-Kind seinen Glauben an die Sexualität auch nicht wieder.

Immer mehr TV-Branchen, in erster Linie natürlich die Werbeindustrie, benützen Sexualität bzw. sexuelle Anspielungen, um ihren an und für sich faden Produkten einen erstrebenswerten, verlockenden Touch zu geben. Mittlerweile gibt es wohl kein Männerduschgel, das nicht auf makellosen nackten Muskeln perlt und keine Schokoriegel-Werbung, die ihr Produkt nicht in einen fiebrigen Flirt einbettet.

Sexualität ist in der Beta-Welt ständig präsent und bekommt damit den Touch, ganz leicht erreichbar zu sein, ein allzeit verfügbares Bonbon. Aber gerade damit wird Heranwachsenden etwas sehr Unwahres vorgegaukelt – und setzt bei manchen Jugendlichen womöglich die Hemmschwelle zur Vergewaltigung herab. Und selbst wenn Sexualität in der Beta-Welt immer nur «von ihrer besten Seite» gezeigt würde, träte schon damit eine wesentliche Verzerrung ihres Wesens ein. Denn die permanente Totalenthüllung von Dingen, die viel mit Verhüllung zu tun haben, mit Intimität unter vier Augen, wird zwangsläufig schon dadurch verzerrt und wesentlich verfälscht, daß man sie ständig herzeigt und enthüllt und mit der Lupe vergrößert.

N. Postman meint, der Begriff «Kindheit» stehe und falle mit den Geheimnissen, die man vor dem Kind habe. Zum Kindsein gehöre nicht nur, daß das Kind vor so manchem behütet wird, sondern daß Geheimnisse vor ihm gehütet werden. Wo die Beta-Welt einfach alles für einfach jedes Lebensalter darbiete, ginge das Geheimnis – und damit auch die Kindheit – verloren.

Hier sollte unterschieden werden zwischen «künstlichen» und «natürlichen» Geheimnissen. Künstliche Geheimnisse sind die, die wir Erwachsenen vor dem Kind verbergen, die das Kind aber durchaus schon interessieren und auch begreifen würde, wenn man sie ihm nur mitteilte.

Natürliche Geheimnisse teilen wir dem Kind zwar gewöhnlich auch nicht mit, aber selbst wenn das Kind sie erführe, wäre sein Interesse daran wohl eher gering, würde es sich gelangweilt abwenden. Kinder haben gewöhnlich einen sehr altersgemäßen Schutzmantel gegen nicht altersgemäße Informationen – nämlich ihr Desinteresse. Damit sind sie bis zu einem gewissen Grad gefeit vor Alpha-Welt-Ereignissen, die sie noch nicht verarbeiten können. Dieser kindspezifische Schutzmechanismus in Form eines kognitiven Desinteresses reicht meist aus, um ein Kind vor ungeeigneten Informationen zu schützen. Sonst müßte man ja annehmen, daß die mangelhafte Fähigkeit, Alpha-Welt-Ereignisse zu interpretieren, das Kind auch innerhalb der Alpha-Welt unausgesetzt verunsichern, verstören, in die Irre führen müßte. Dem ist aber nicht so. Unverstandenes, Nichtinterpretiertes aus der Alpha-Welt geht am Kind einfach vorüber, erweckt kaum sein Interesse. Unverstandenes aus der Beta-Welt hingegen kann am Beta-Kind gar nicht vorbeigehen, sondern versucht sich mit großer Macht und Eindringlichkeit in Ohren und Augen des Beta-Kindes hineinzubohren.

Ließe ich meine Zeitung morgens auf dem Frühstückstisch liegen und enthielte sie einen schrecklichen Bericht über Vergewaltigung und Mord, würde sich unsere 13-jährige Tochter dafür vielleicht interessieren, kaum aber die siebenjährige, die ja auch schon lesen kann. Die Entzifferung der Geschichte wäre ihr einfach zu mühsam.

Hier liegt der Unterschied: Niemals oder nur sehr selten drängt sich die Alpha-Welt mit derartiger Penetranz und Eindringlichkeit an das Kind mit Ereignissen heran, die es noch nicht verarbeiten kann. In der Beta-Welt hingegen werden wir alle über einen Kamm geschoren: hier wird einfach alles so aufbereitet, daß es mit seiner Eindringlichkeit auch unsere Kinder mühelos erreicht, daß es deren ursprüngliches, altersgemäßes Desinteresse an der Geschichte mühelos überwindet.

Kein Kind kann sich dieser Eindringlichkeit entziehen, auch dann nicht, wenn es um Geschichten geht, für die ursprünglich gar kein Interesse bestand und die das Kind im realen Alpha-Welt-Kontext langweilig fände, weil es kognitiv noch nicht in der Lage ist, die Komplexität zu erfassen.

Indem die Beta-Welt hochkomplexe Zusammenhänge einerseits

unzulässig vereinfacht, andererseits unzulässig dramatisiert, werden sie scheinbar kindgerecht gemacht. Aber auf der Seite des Kindes ist in Wahrheit niemals die komplexe Information angekommen, die ja erst das Entscheidende möglich macht – nämlich die innere Stellungnahme, das Beziehen einer persönlichen Position. Angekommen ist lediglich (meist negative) Emotion.

Das Tabu, das Geheimnis scheint gelüftet, aber der Kern der Sache, die Botschaft hat sich in Luft aufgelöst. Insofern ist die Beta-Welt eine penetrante Lupe, ein aufdringliches Vergrößerungsglas, mit dem das Beta-Kind gedrängt wird, sich Dinge anzuschauen, die es sich von seiner kognitiven Reife her in der Alpha-Welt gar nicht anschauen würde.

Für intellektuell unterdurchschnittliche oder behinderte Kinder liegt die Situation noch etwas schwieriger: Gerade in der Phase der Pubertät bedeutet intellektuelle Retardierung Dysproportion von Körper und Geist, Auseinanderdriften körperlicher und intellektueller Reife, sozusagen das Gemüt eines Kindes in einem adoleszenten Körper. Und dann steht adultes Interesse an der Sexualität oftmals einem sehr kindlichem Verständnis gegenüber.

Gerade bei intellektuell unterduchschnittlichen oder behinderten Kindern verstricken sich dann Fehldeutungen von TV-Sexualität zu einem unentwirrbaren Knäuel von Allzeitverfügbarkeit und Unerreichbarkeit, mit dem diese jungen Menschen oft nur schwer zurechtkommen.

Wie immer man weltanschaulich zu dem Gesagten stehen mag: Die Beta-Welt enthüllt unentwegt irgendwelche Geheimnisse, lange bevor das heranwachsende Kind überhaupt Interesse hat, sie zu lüften und lange bevor es sie verstehen kann. Und vermittelt deshalb Halbwahres, Verfälschtes und sehr oft Häßliches.

3.8 Der Nivellierungseffekt

Die Beta-Welt ebnet den winzigsten und den riesigsten Informationswert immer auf dasselbe Einheitsniveau ein, sie nivelliert das

Gute und das Böse, das seltenste und das häufigste Ereignis alles auf die gleiche Stufe. Eine Nachrichtensendung eines europäischen TV-Senders berichtete kürzlich:

70 Sekunden	über	zwei im Zug erschossene Polizisten
40 Sekunden	über	eine Steuerreform
39 Sekunden	über	17 Verbrannte auf der Autobahn
36 Sekunden	über	16000 kg Kartoffeln auf der Autobahn (der Fahrer eines Lastkraftwagens hatte niesen müssen)
30 Sekunden	über	Luftangriffe in Bosnien
25 Sekunden	über	die Inflationsrate
30 Sekunden	über	zwei Tote in Jerusalem
40 Sekunden	über	das Wetter.

In diesem Einheitsbrei wird die Bedeutung jeder Information auf dasselbe Mittelmaß zurückgestutzt und nivelliert. Schließlich weiß kein Mensch mehr, ob gerade ein Werbespot läuft, ob es Nachrichten sind, ob es sich um ein Video-Clip handelt oder um Reality-TV. Und kein Mensch kann das Ozonloch noch von der Ozonbelastung unterscheiden. Ein endloser Brei von bunten Bildern zieht vorüber, ohne eine echte Information zu hinterlassen. Die Wertigkeit einer einzelnen TV-Meldung wird damit absolut unbeurteilbar.

N. Postman sagt: «*Politik wird zur Story; Nachrichten werden zur Story; Wirtschaft und Religion werden zur Story. Selbst die Wissenschaft wird zur Story*» [2, S. 131].

Und weil jung und alt, arm und reich, in Stadt und Land, tagtäglich diesen Einheitsbrei verschlingen, mit der Überschrift «wir bringen Ihnen immer Unterhaltendes und Bedeutsames, bleiben Sie dran» – ist längst nichts mehr spannend, nichts mehr bedeutsam.

Die Beta-Welt hat zwar zweifellos eine riesige Wissensexplosion gebracht, einen Vorstoß in Welten, von denen wir vorher nichts gewußt und nichts geahnt haben. Und die haben uns zweifellos auch bereichert. Aber leider ist vieles davon im Grunde kein echtes Wissen. Es sind nur einzelne Wissensspots, lauter einzelne Info-Pünktchen, man weiß nichts wirklich, man weiß alles eigentlich nur vom Hörensagen.

Das alles färbt das Beta-Kind. Es kriegt kaum oder bloß widersprüchliche Informationen darüber, was gut und was schlecht ist, was sehr häufig und was sehr unwahrscheinlich ist, wovor man vielleicht wirklich Angst haben muß, weil es jeden Tag passieren kann und was nur ganz selten vorkommt, fast nie passiert. Meldungen von großer Tragweite reihen sich neben Banalitäten, neben bedeutungslose Pseudo-Ereignisse. Und die musikalische Untermalung sorgt dafür, daß sich alle Meldungen immer ähnlicher werden.

«Indem die Nachrichtenshow allabendlich die gleiche Musik an den gleichen Stellen zur Untermalung unterschiedlicher Ereignisse einsetzt, vermittelt sie bereits eine Botschaft: daß es zwischen gestern und heute keine bedeutsamen Unterschiede gibt» [1, S. 120].

Die unwichtigste, winzigste Story aus dem entlegensten Winkel der Erde wird in den Mittelpunkt aller News dieser Welt gezerrt; bloß weil sie sich journalistisch gut aufbereiten läßt, einen Gag garantiert, ausgefallen ist, irgendeinen Aufhänger hat.

Nicht einmal jeder Erwachsene wird die winzig kleine Dimension der Meldung richtig einschätzen können, das Ereignis kraft realer Weltsicht dorthin zurückstufen, wo es hingehört. Und erst das Beta-Kind, das von frühester Jugend an ständig mit einer Fülle solcher bedeutungseingeebneter «Realities» berieselt wurde, es wird mit Sicherheit einer globalen Fehleinschätzung der Alpha-Welt zum Opfer fallen.

Und an die Stelle der Wirklichkeit tritt beim Beta-Kind eine Art «Guinness-Buch der Rekorde». Diese zwangsläufige Fehlbeurteilung betreffend die Wahrscheinlichkeit und Häufigkeit solcher Ereignisse und die mögliche Gefahr, die das Kind daraus ableitet, ist zweifelsohne geeignet, den *«Aufbau der Wirklichkeit beim Kinde»* im Sinne *Piagets* ganz wesentlich zu stören.

Nach einer schwedischen Studie sind bereits 40 Prozent der Grundschulkinder fest davon überzeugt, daß Menschen ausschließlich durch Mord und Totschlag sterben.

Umgekehrt geraten im Telegrammstil heutiger Nachrichtenshows viele tatsächlich bedeutsame Meldungen zu kurz, werden in ihrer

Bedeutung verzerrt und bleiben damit selbst für Erwachsene unverständlich.

In Europa beträgt die Wahrscheinlichkeit einer HIV-Infektion durch eine Blutkonserve zur Zeit etwa 1:1,000 000 (1995). Das ist eine äußerst geringe Wahrscheinlichkeit.
Durch eine einzige europaweite Medienkampagne, die nur zwei oder drei Tage dauerte (sogenannter AIDS-Skandal), deren realer Tatsachenhintergrund aber praktisch überhaupt nicht ausgeleuchtet wurde, ging in Deutschland innerhalb weniger Wochen die Bereitschaft, Blut zu spenden, so drastisch zurück, daß die Vorratsmengen an Blutkonserven für lebensnotwendige Operationen kaum mehr ausreichten.
Ich habe damals an einem einzigen Abend in sechs oder sieben verschiedenen TV-Sendern Nachrichten darüber gesehen:

- Keiner der Beiträge war mehr als 41 Sekunden lang;
- alle Beiträge sprachen von «Skandal», aber aus keinem war klar zu erkennen, worin nun genau der Skandal bestünde;
- keiner der Beiträge sprach die Wahrscheinlichkeit exakt in Zahlen an, schon gar nicht mit Vergleichsbeispielen, die dem statistisch ungeübten Zuseher die Größenordnung der möglichen «Gefahr» erläutert hätten;
- keiner der Beiträge klärte auf, ob die Gefahr mit Aufdeckung des «Skandals» nun vorüber sei oder nicht;
- keiner der Beiträge klärte auf, daß beim Blut*spenden* natürlich nicht die geringste Gefahr besteht.

Die plakative, bloß am Aufhänger orientierte, aber nicht wirklich informative Medienkampagne hatte also in ihrer Realitätsverzerrung bewirkt, daß die Menschen in Deutschland plötzlich Angst vor dem Blutspenden hatten.

«Mama bei diesem AIDS, da müssen wir schon höllisch aufpassen, nicht wahr» (unsere fünfjährige Tochter).

Durch die zusammenhanglose Aneinanderreihung möglicherweise bedeutsamer und möglicherweise völlig unbedeutender Ereignisse wird dem Beta-Kind – eben durch die totale Nivellierung der Informationen – eine Gewichtung unmöglich gemacht, geht ihm das Gefühl für Proportionen der Bedeutung verloren und TV wird wieder zu dem, was es beim Säugling oder Kleinkind ursprünglich war: Am TV-Schirm wird nicht mehr die Geschichte verfolgt, sondern werden nur wechselnde bunte Bilder wahrgenommen, die immer wieder Fetzen von bereits Bekanntem enthalten. Der Sinn aber, der rote Faden, wird nicht mehr verstanden.

Modernes Fernsehen kann sehr wichtig, bereichernd und kurzweilig sein, aber es ist eine Nivellierungsmaschine. Und wo alles eingeebnet ist, ist kein Stellenwert mehr erkennbar, geht der reale Informationswert gegen null. Die Nivellierungsmaschine hat alles zu der platten Beta-Welt gewalzt, aus der sich das Beta-Kind sein Weltbild formt.

3.9 Die Inflation der Emotionen

Die westliche Lebensart ist auf permanentes Wachstum, auf immer weiter zunehmenden Konsum ausgerichtet. Das funktioniert nur, solange es immer noch mehr von allem gibt und solange alle Reize noch weiter intensivierbar sind. Dieses Gesetz gilt für den Konsum materieller Güter genauso wie für den «Konsum» von emotionalen Erlebnissen.

Für das Kleinkind sind kleine Erlebnisse noch elementar interessant. Das ältere Kind braucht schon mehr, um eine Sache noch aufregend zu finden und der Erwachsene benötigt meist einen noch viel höheren Pegel, um seine emotionelle Anteilnahme über längere Zeit aufrechterhalten zu können.

Wird aber diese Stufenregel der permanenten Reizsteigerbarkeit verletzt, indem die höchste Reizstufe frühzeitig vorweggenommen wird, so sind übersprungenen Stufen ein- für allemal verloren. Sie sind unbefriedigend geworden und in Hinkunft kaum mehr attraktiv. (Dieses Gesetz gilt gleichermaßen für die Geschichte der Menschheit wie für die Entwicklung des Individuums.) Stellen Sie sich einfach einen Menschen aus dem 17. Jahrhundert vor, der 1995 einen ganzen Tag in einem HiFi-Großmarkt verbringt; zurückgestoßen ins 17. Jahrhundert würde er wahrscheinlich gelangweilt und unglücklich sein.

Im Jahr 1895 hatte in dem berühmten Lumière-Kurzfilm eine abgefilmte Lokomotive, knapp an der Kamera vorbeirasend, die Zuseher noch in Panik versetzt. Heute würde so eine Szene wohl kein Kind mehr hinterm Ofen hervorlocken. Heute muß man in Euro-Disneyland schon mit virtual reality durch den Weltraum rasen, während die Zuschauersitze dazu bildsynchron gerüttelt werden, damit man sich überhaupt noch ein bißchen aufregt.

Es gibt also so etwas wie eine emotionelle Abnützung; bei Vielsehern, die sehr früh mit dem TV-Abusus beginnen, vielleicht sogar eine «emotionelle Immunisierung»:

Mag ein Erwachsener betroffen sein, wenn er am Straßenrand einen Toten liegen sieht, so wird ein zweijähriges Kind an demselben Toten vielleicht ungerührt vorübergehen, weil es mit einem Toten noch kein Leid, keinen Schmerz, keinen Verlust eines geliebten Menschen assoziiert. Offensichtliche Verletzungen oder Tod eines anderen Menschen lösen im Kleinkind immer nur soweit Hilfsbereitschaft, Mitleid, Trauer oder vielleicht Angst aus, wie es ähnliche Gefühle schon bei sich selbst oder geliebten Menschen erlebt hat. Nun immunisiert die Beta-Welt das Beta-Kind sehr früh mit ständigen Dosen von Schmerz und Tod anderer – und zwar in einem Entwicklungsstadium, wo es diese Begriffe noch nicht wirklich in seine Schemata eingearbeitet hat. Möglicherweise findet hier eine formale Akkommodation statt, die eine inhaltliche für spätere Entwicklungsphasen behindert. Das Beta-Kind, vor dessen Augen von frühester Kindheit an Mord und Totschlag abgespult werden, ist später, wenn es kognitiv dazu imstande wäre, möglicherweise nicht mehr in der Lage, denselben Mord und Totschlag in seiner umfassenden Bedeutung, in seiner Unwiderruflichkeit zu begreifen.

Nun erlebt das Beta-Kind von frühester Jugend an tagtäglich höchste emotionale Reizstufen und bis es in die Grundschule kommt, hat es in der Beta-Welt bereits «alles» gesehen. Ein Beta-Kind wurde, bis es in die Grundschule kommt, schon tausendmal gefoltert, hingerichtet, erwürgt, ertränkt oder erschossen. Läuft gerade einer von den etwa 13 000 Spielfilmen, die jährlich allein aus deutschsprachigen TV-Sendern über unsere Kinder kommen, oder ist es die aktuelle Nachrichtenshow? Keiner weiß das mehr so genau. Denn überall fließt oder spritzt Blut und überall passieren grauenhafte Dinge, einmal mit etwas mehr Science-Fiction, einmal mit etwas mehr Reality-TV-Touch:

> 1992 wird bei einem spanischen Stierkampf ein Torero vor den Augen des Publikums – und vor allem vor den laufenden TV-Kameras – von einem Stier aufgespießt und tödlich verletzt.
> In den folgenden Tagen ist diese Szene, die durch Mark und Bein geht, unzählige Male in allen TV-News, in aller Ausführlichkeit, Zeitlupenstudien inbegriffen, zu sehen.

Längst ist dieser neue Typus extrem eindringlicher, ausgefeilter, auskostender Brutalität nicht mehr auf indizierte Horrorvideos oder Kinderpornos beschränkt, (die ja unzweifelhaft auch von Kindern gesehen werden!) längst hat er sich auch in Nachrichtensendungen eingeschlichen, in Video-Spiele, in Dokumentationen, in Kinderfilme und nicht zuletzt in auch für Kinder produzierte Zeichentrickfilme.

> In der MTV-Cartoon-Serie «Beavis and Butt-Head» spielen die «Helden» mit einem Frosch Baseball, stecken einen Pudel in die Waschmaschine und kotzen anschließend auf den Kadaver, einen um Gnade zirpenden Grashüpfer zerteilen sie mit der Kettensäge und ihren Kakadu werfen sie einem Hund zum Fraß vor (lt. Werbung «der erste Zeichentrickfilm, der heutige jugendliche Fernseher karikiert ...»)*.

Aber das frühe Erleben von «Emotions-Ladern», die für die höchste Erregung Erwachsener produziert wurden, macht das Kind schließlich unfähig, niedrigere Stufen jemals noch genießen zu können. Kinder, denen in den ersten sechs Lebensjahren schon tausendmal vorgeführt wurde, wie maximal raffiniert und grausam man zwischenmenschliche Katastrophen einfädeln kann, können einer «Kindersendung» oft nichts mehr abgewinnen, fin-

---

* Es sei hier angemerkt, daß der aufmerksame Erwachsene in dieser Trickfilmserie, die jugendliche TV-Konsumenten – eben Beta-Kinder – aufs Korn nimmt, viel Wahres serviert bekommt, in einer sarkastischen, nichtsdestoweniger amüsanten und witzigen Verpackung.

den sie nur mehr ermüdend. Dann hat die Inflation der Emotionen ihren Lauf genommen.

All die Superlative der Emotionen, die das Beta-Kind in der Beta-Welt tagtäglich durchbebt und durchlebt hat, haben ihm schließlich die Fähigkeit zerstört, dasselbe auf einem schlichteren Level noch erleben zu können. Vom permanenten «Heiß und Kalt» der Beta-Welt ist es abgestumpft, abgebrüht und gefühllos geworden. Nachdem es im Fernsehsessel emotionale Spitzen schon so oft erlebt hat, ist nichts mehr da, was noch richtig aufwühlt. Es hat in der Beta-Welt schon alles erlebt, aber in der Alpha-Welt, in der realen Welt, vergleichsweise fast gar nichts.

> In einer deutschen TV-Dokumentation zum Fernsehverhalten Jugendlicher antworten zwei 16-jährige Mädchen auf die Frage nach ihren Idealvorstellungen von einem Fernsehfilm:
> «Mein Drehbuch würde so aussehen: Ich würd' das irgendwie so machen, daß ein Mann so richtig von oben bis unten aufgeschlitzt wird und meinetwegen ein paar Kinder reinsetzen, die das erleben, richtig so aufprotzen, da muß dann ordentlich Blut fließen, dann müßten auch Kinder dabei sein, so kleinere, die müßten dann das auch mitansehen und daß die vielleicht auch mitabgestochen werden, denn meistens sind das ja nur Ältere und keine Kinder. – Ja – das wär schön».

Eine ganz neue Sorte von Kindern ist damit herangewachsen, sozial vorerst ganz unauffällig, aber im Anlaßfall von unglaublicher Gefühlskälte, zu unglaublicher Roheit fähig.

> Eine Lehrerin berichtete mir unlängst folgende Begebenheit:
> «Als in einer Schulpause plötzlich ein Schüler schrie ‹er bringt ihn um, er bringt ihn um› und ich an den Ort des Geschreis lief, sah ich zu meinem Entsetzen einen 13-jährigen, der einem Gleichaltrigen einen Tonschneidedraht (Drahtschlinge mit zwei Holzgriffen) um den Hals gelegt und so fest zugezogen hatte, daß der im Gesicht bereits blaurot angelaufen war und nicht mehr atmen konnte. Es gelang mir, die hinten zugedrehte Drahtschlinge an der Halsseite rasch zu durchschneiden und den Buben zu retten.
> Als ich den Täter fassungslos zur Rede stellte, meinte er bloß ... ich wollte einfach nur ausprobieren, wie fest man zudrehen kann ...»

Man kennt diese Art der Verrohung, wie sie zum Verbrechen prädisponiert, in Zusammenhang mit offensichtlicher sozialer Verwahrlosung, als Endpunkt einer jahrelangen, zerstörerischen Familiensituation, in der ein Kind aufwuchs *(«broken home»)*.

Aber Beta-Kinder wachsen ja genausogut in durchaus «geordneten» Familienverhältnissen auf, zeigen vorerst vollkommen normale Sprache und Umgangsformen (eben jene «Benutzeroberfläche», wie man sie im TV lernen kann). Und dann aus heiterem Himmel und aus nichtigem Anlaß blitzt plötzlich unfaßbare Gefühlskälte auf, und sie sind zu einer nicht nachvollziehbaren Gewalttat fähig.

Natürlich ist heute – einigen Verkehrt-Denkern zum Trotz – längst klar, daß Gewalt-TV bei Beta-Kindern die Hemmschwelle zu eigener Gewaltanwendung herabsetzt*, ihre Gewaltbereitschaft erhöht [20]. Aber man sollte hier zwei grundsätzlich verschiedene Arten von Gewalttaten auseinanderhalten: Die einen werden in einer kleinen Emotion, oder eines kleinen Vorteils wegen begangen, ein winziger Anlaß führt zu einer unverhältnismäßig großen Gewalttat.

> Als sein Kindermädchen ihm verbot, den brutalen Action-Film «RoboCop» im TV zu sehen und auf das Kinderprogramm umschaltete, stand der siebenjährige Bub schweigend auf, holte eine Schußwaffe und schoß auf sein Kindermädchen. Anschließend setzte er sich wieder vor das Fernsehgerät und ließ sein Opfer verbluten [DPA, 11.10.1993].

Die anderen Gewalttaten lassen überhaupt keinerlei Motiv mehr erkennen:

> In der englischen Industriestadt Liverpool nehmen zwei Zehnjährige einen Zweijährigen, der vor einem Einkaufszentrum auf seine Mutter wartet, an der Hand, schleppen ihn auf einen vier Kilometer entfernten Bahndamm, quälen ihn bestialisch zu Tode und legen ihn zuletzt auf das Bahngleis, wo er vom nächsten Zug zerstückelt wird. Ein Motiv der beiden Zehnjährigen war nicht erhebbar.

---

* Sowohl physisch- wie auch verbalaggressives Verhalten bei Kindern in einer Stadt ohne TV nahm signifikant zu, nachdem dort das TV eingeführt worden war. Der Effekt zeigte sich nicht nur an Kindern, die vorher schon als aggressiv eingestuft worden waren, sondern auch bei solchen mit ursprünglich niedrigem Aggressionslevel [20].

In dem unaufhörlichen Trommelfeuer von hochdramatischen medialen Ereignissen ist es zu einer totalen Inflation der Emotionen gekommen. Beta-Kinder können in der Alpha-Welt nicht mehr unterscheiden zwischen Fiktion und Realität, zwischen Spaß und Ernst. Sie haben das Gefühl für die Beziehung von Ursache und Wirkung verloren, zwischen dem, was sie tun, und dem, was es bewirkt.

Pädagogen und Psychologen berichten in zunehmendem Maß aus den Schulen, daß Kinder immer dialogunfähiger, bei Zwistigkeiten immer unberechenbarer werden, daß sie überhaupt nicht mehr wissen, wo Grenzen sind, an denen psychische oder physische Verletzungsgefahr beginnt. Aber man schenkt ihnen in dieser «vorkriminellen Grauzone» kein Gehör, solange nicht ewas Außerordentliches passiert.

Im deutschen Saarbrücken wollen drei Schüler einen zwölfjährigen Mitschüler erhängen. Sie zwingen ihn, auf einen Stuhl zu steigen und legen ihm eine Schlinge um den Hals. Dann stoßen sie ihn vom Sessel. Als «Galgen» dient ein Kartenständer. Der Bub überlebt nur, weil der Ständer nach vorn kippt.
20 Schüler hatten zugesehen, einer wurde verhaftet [DPA, 19. 12. 1993].

In ihrem gravierenden Defizit an realer Alpha-Welt-Erfahrung drängt es Beta-Kinder immer mehr, endlich auszuprobieren, was diese Alpha-Welt wirklich ist. Der Alptraum Beta-Welt, diese überdrehte, wackelige, unverläßliche Welt, hat sie in tiefe Unsicherheit gestürzt, was man tun kann und was nicht, was erlaubt ist und was nicht, was dem andern weh tut und was nicht. Und deshalb *müssen* sie hinaus in die Alpha-Welt und sich die Grenzen selber suchen. Sie müssen einfach endlich einmal ausprobieren, ob der Kinnhaken, den sie schon 50 000- oder 60 000mal gesehen haben, weh tut, und wie das ist, wenn man jemandem in den Kopf schießt.

Ein 17jähriger antwortet auf die Frage, warum er dem Taxifahrer aus nächster Nähe ins Gesicht geschossen habe: «Um einmal zu sehen, wie das ist».

Im Keller eines Wohnblocks einer deutschen Stadt fesseln vier Kinder eine 13jährige, mißhandeln sie, schneiden ihr die Pulsadern auf und testen schließlich mit brennenden Zigarretten, ob sie noch lebt. Das Mädchen stirbt acht Tage später an den Folgen der grausamen Tortur.

Hier ist ein neuer Verbrechenstyp entstanden: das «Ausprobier-Verbrechen». Natürlich ist für diesen neuen Typ von Verbrechen kein Tatmotiv erkennbar. Es gibt auch gar kein Tatmotiv. Denn das Verbrechen wird nicht in einer Emotion begangen, sondern *um* einer Emotion willen, *um* eine Emotion zu erleben. Deshalb ist es auch ein Erlebnishunger-Verbrechen*. Die Beta-Welt vergeudet keine Sekunde auf das Leid der Opfer – und deshalb ist es auch ein Erlebnis-Defizit-Verbrechen, ein Alpha-Welt-Nachhol-Verbrechen.

Beta-Kinder sind total aus dem Gleichgewicht: Auf der einen Seite der Waage liegen die etwa 200 000 Gewaltakte und 40 000 Morde, die sie bis zum 18. Lebensjahr konsumiert haben, auf der anderen Seite die armseligen Brösel aus der zu kurz gekommenen Alpha-Welt – erlebt in einer engen Wohnung im 13. Stock einer Mega-Wohnsiedlung einer Großstadt, inmitten einer Mikrofamilie.

Und deshalb müssen Beta-Kinder hinaus in die Alpha-Welt, um sich Emotionen zu holen, wo sie wenigstens noch irgendetwas spüren können. Das Ausprobier-Verbrechen ist ihr verzweifelter Versuch, etwas von der Beta-Welt in die Alpha-Welt hinüberzutragen, von der übervollen irrealen Welt hinüber in die defizitäre Realität. Es ist der verzweifelte Versuch, hier einen Ausgleich zu schaffen, es ist die Sehnsucht, reales Erleben nachzuholen.

Und die Inflation der Emotionen zwingt das Beta-Kind, sich die härteste Emotionsdroge «reinzuziehen», die es gibt, die einzige, die wenigstens noch einen Hauch «antörnt»: das Verbrechen.

---

* Der US-amerikanische Psychologe *L. Eron* geht davon aus, daß etwa 10 Prozent aller kriminellen Handlungen TV-induziert sind [22].

3.10 Der Ton

Das Gestaltungsmittel Musik hat in den letzten 2 000 Jahren eine große Entwicklung durchlaufen, von den Chören griechischer Tragödien über die Idee des multimedialen Opernspektakels und die Anfänge der Filmmusik bis zu den heute nahezu unbegrenzten Möglichkeiten am Reißbrett entworfener Klänge (Sounds) und digital gesampleter Musik.

All diese Formen von Musik als «Dienstleistung» für ein anderes Medium, haben durch die Jahrtausende eines gemeinsam: Sie sollen Emotionen auslösen oder in eine bestimmte Richtung verstärken, während das «Hauptaugenmerk» des Zuschauers auf eine optische Darbietung gerichtet ist. Das ist etwas grundsätzlich anderes als eine Musik, die man um ihrer selbst willen schreibt oder hört.

Erinnern Sie sich: Manchmal wachen Sie auf und können sich an den Handlungsinhalt Ihres Traumes gar nicht mehr recht erinnern oder er ist einfach gar nichts Besonderes. Aber der Gefühlsgehalt des Traumes, der emotionale Boden, auf dem die Handlungen abgelaufen sind, ist noch sehr stark spürbar. Oft ist die erinnerte Handlung banal und «keimfrei», hat eigentlich gar kein emotionales Eigenleben – aber die mitschwingende Emotion färbt alles ein, mit unglaublich starken Farben, die kein Verstand und keine Logik «auszubleichen» vermögen.

Genauso stark und elementar wirkt Musik in audiovisuellen Medien: Weder kann man sie von den bewegten Bildern abtrennen, noch sich «emotional darüber hinwegsetzen», die untermalende Musik sozusagen wegdenken. Im Gegenteil: gute Soundtracks schaffen der Seele an, wie die verbale und visuelle Botschaft verstanden werden soll. Bedrohlich und verunsichernd oder heiter und positiv. Nicht um die Melodie, nicht um die intellektuell nachvollziehbare Architektur der Musik geht es, sondern um die Kraft, mit der sie den Zuseher in eine bestimmte emotionale Richtung treibt. Der Soundtrack soll den Boden aufbereiten für die mediale Botschaft, soll die Richtung vorgeben, die die verbale und visuelle Botschaft nehmen soll.

Am Beginn des audiovisuellen Zeitalters, sprich des Tonfilms, hat man das noch sehr einfach gehandhabt. Dur war fröhlich und Moll war traurig und Adagio war tragisch und Presto war aufgeregt. Eine Flöte mit viel Halleffekt war das weite Land und die Sehnsucht, das Fagott war Ironie, die Ziehharmonika Paris/Montmartre und die Flamenco-Gitarre Spanien und Leidenschaft. Sobald der Zuseher diese Töne vernommen hatte, war die Einstimmung in das jeweilige Genre gelaufen. (Diese Idee hat sich übrigens heute zu den Signations zugespitzt, besser: «verdünnt».)

Diese rasche Einstimmung konnte nur funktionieren, weil der jeweiligen Musik eine ganz bestimmte Assoziation, eine ganz bestimmte emotionale und optische Vorstellung zugeordnet wurde. Wenigstens aber hatte man von jedem erklingenden Instrument eine Vorstellung im Kopf, wohin das Instrument gehört, wie es aussieht, welche déjà vu-Erlebnisse damit auftauchen und wie man es spielt.

Im Zeitalter erfundener Klänge ist das grundsätzlich anders geworden: niemand weiß, wie diese Sounds «aussehen» – sie haben ja keine äußere Gestalt mehr, keinen Klangkörper, sondern existieren nur im Rechner. Niemand kann mit ihnen Erlebnisse assoziieren, Bilder von einem real existierenden, manuell bedienten Intstrument sind nicht verfügbar. Solche Klänge sind geeignet, unsere Emotionen auf ganz direktem Wege zu manipulieren. Digitale Sounds fluten direkt aus dem Äther in die Seele und erzielen dort sehr starke Emotionen. Losgelöst von erdgebundenen Vorstellungen wie Stil, Kulturkreis und Instrumentarium wenden sie sich ganz unmittelbar an die Seele. Sie lassen uns keinerlei «Emotionsfreiheit», wie wir auf die audiovisuelle Botschaft reagieren wollen. Bei diesen Klängen entscheidet kein Zuseher selbst, wie er auf die Musik reagieren will. Die Sounds entscheiden das. Das hat absolut nichts mit Geschmack oder Manipulierbarkeit zu tun. Im Gegenteil: Soundtracks sind dazu da, uns emotional erst einmal einzustimmen, uns in Richtung der Handlung zu emotionalisieren, uns einzuschalten, uns gleichzuschalten.

Man kann die ungeheure Kraft eines Soundtracks am klarsten erleben, seine immense Wirkung als emotionserzeugendes und spannungssteigerndes Mittel am deutlichsten spüren, wenn man Kindern zuerst bildliche Abläufe ohne Ton – und dann ein zweites Mal mit Ton vorsetzt.

> In einer TV-Szene stehen zwei Männer in Hut und Trenchcoat an einer Straßenecke und lächeln. Niemand wird so eine Szene als gefährlich, bedrohlich empfinden.
> Nun die Szene nocheinmal, diesmal mit unterschwellig bedrohlicher Musik, einer Tonkulisse, die Gefahr im Verzug signalisiert, die als Bedrohung unbekannter Art aus unbekannter Richtung empfunden wird. Und auf einmal wirkt das Lächeln der beiden Männer ahnungslos, töricht und zynisch – und plötzlich ist der Betrachter zum Zerreißen gespannt.

> Beim Ansehen des Zeichentrickfilms «Bambi» beginnt ein vierjähriges Mädchen immer an einer bestimmten Stelle zu weinen. Für die Eltern ist das ganz unerklärlich, weil in der Szene gar nichts Trauriges zu finden ist. Erst im Gespräch mit dem Kinderpsychologen wird klar: Das Mädchen hat immer genau an der Stelle zu weinen angefangen, wo die Musik beginnt, auf die folgende – tatsächlich traurige – Szene einzustimmen.

Audiovisuelle Botschaften wirken also in drei Ebenen auf uns: Die erste Wirkungsebene ist die der Bilderfolge. Die zweite Ebene läuft über untermalende Musik und Geräusche, den Soundtrack. Und die dritte Ebene ist die des gesprochenen Wortes.

Für den Erwachsenen haben diese drei Ebenen eine völlig andere Bedeutung als für das Kind. Die folgende Skizze mag das veranschaulichen:

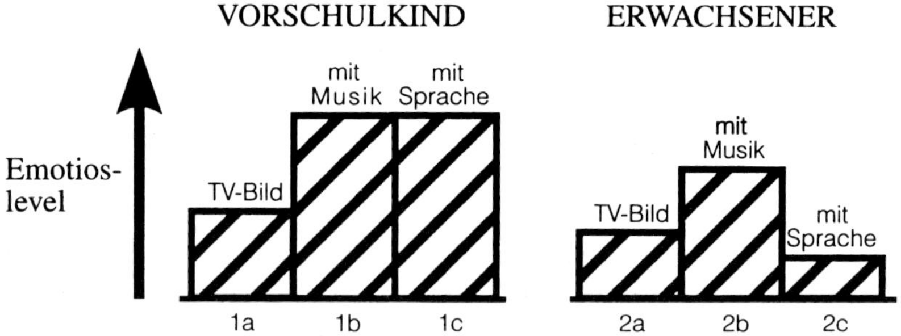

Skizze zur altersabhängigen Wirkung einer TV-Szene:

Vorschulkind

1 a Das dreijährige Kind reagiert auf eine tonlose TV-Bildfolge mit einem bestimmten Grad von Aufmerksamkeit.

1 b Durch Musik wird dieser Grad offensichtlich gesteigert.

1 c Dazu gesprochene Worte ändern aber nichts mehr am Emotionslevel, weil der Sinn der Worte nicht verstanden wird.

Erwachsener

2 a Den Erwachsenen hat die bloße Bilderfolge vielleicht etwas weniger beeindruckt;

2 b Musik führt auch hier zu einer deutlichen Steigerung der Anteilnahme.

2 c Ist nun zur audiovisuellen Botschaft ein Text zu hören, der die Botschaft entschärft, kann er beim Erwachsenen möglicherweise die durch Bild und Musik hervorgerufene Spannung «erklärend» reduzieren.

Auf diese Weise sind wir alle der untrennbaren Einheit von bewegtem Bild und Ton ausgesetzt, Kleinkinder allerdings ungeschützter als Erwachsene: Erstens fangen Kleinkinder wenig mit dem gesprochenen Wort an, verbale Botschaften können sie nicht entlasten, und zweitens können sie sich noch weit weniger als Erwachsene von der medialen Fiktion distanzieren. Selbst wenn Kinder wissen, daß die augenblickliche TV-Szene bloß Fiktion ist, können sie sich emotional vom Geschehen schlechter distanzieren als Erwachsene.

Der kann sich im Moment unerträglicher Spannung leichter einen Notausgang offenhalten, in dem er sich sagt: «das ist doch alles bloß Fiktion». Das Kind kann das noch nicht oder wenigstens nicht so wirkungsvoll.

Der TV-Ton ist also ein hocheffizienter Multiplikator emotionaler Botschaften in audiovisuellen Medien. Er potenziert die Wirkung bewegter Bilder und steigert die emotionale Beziehung zur audiovisuellen Botschaft. Ob er nun Freude oder Trauer hervorruft oder ob er eine schreckliche Handlung zum Alptraum steigert, sollte man weder dem Medium TV, noch den Regisseuren und schon gar nicht den Komponisten anlasten. Aber es ist anzumerken, daß dieses Mittel zur Steigerung medialer Eindringlichkeit Kinder heillos überfordern kann.

Sie sollten einmal versuchen, eine TV-Sendung mit den Augen und Ohren eines Kindes zu erleben.

3.11 Die Verzerrung des sozialen Feldes

Die Feststellung *Piagets*, daß ein Kind bestimmte Dinge der Außenwelt nur lernen kann, wenn es sie auch «transformieren» kann (siehe auch S. 24), gilt genauso für das soziale Feld. Real erlebte Erfahrungen des Sozialgefüges bieten dem Kind immer wieder die Möglichkeit der lernenden Transformation. Ein Säugling lernt die Eigenschaften eines Objektes nicht, indem er sie erklärt oder vorgesagt bekommt, sondern indem er immer wieder versucht, den Gegenstand zu verändern, zu zerkauen, kaputt zu machen, indem er immer wieder mit den Eigenschaften des Objektes gleichsam «kollidiert». Genauso ist es im sozialen Feld: Ein Kind erlernt die Qualität eines sozialen Vorganges vorwiegend durch Transformation:

> Ein lauter Wortwechsel seiner Eltern im Nebenzimmer mag in einem dreijährigen Kind möglicherweise Unsicherheit und Angst auslösen. Das Kind wird daraufhin vielleicht versuchen, in diesen Nebenraum zu gelangen, seine Mutter am Rockzipfel zu ziehen und nach Essen verlangen: Stößt die Mutter das Kind nun in ihrem Zorn von sich, wird seine Verunsicherung steigen. Wendet sie sich ihm hingegen sofort liebevoll zu und beginnt mit den Vorbereitungen für sein Essen, dann ist die Gefahr gebannt, dann «war es nicht so schlimm».

Das Kind hat also durch Transformation diesen sozialen Vorgang ausgelotet.

Nun präsentiert die Beta-Welt sehr viele soziale Vorgänge. Aber mit dieser Beta-Welt ist keine wirkliche Interaktion möglich, und eine Transformation findet niemals statt. Dazu kommt: Die Beta-

Welt hat keine Zeit für die Darstellung komplexer sozialer Vorgänge, für die Dynamik einer Entwicklung, für die Ausleuchtung von Ursachen und Hintergründen. In der Beta-Welt muß man immer rasch zur Sache kommen. So werden etwa Verbalkonflikte zweier Menschen immer nur soweit gezeigt, wie das zum Verständnis des Handlungsfadens nötig ist. Niemals bleibt Zeit für die Darstellung der «Entstehungsgeschichte» eines Wortwechsels oder seiner Auswirkungen auf die weitere Beziehung der Konfliktpartner, niemals bleibt dem Beta-Kind Zeit zum Hinterfragen.

In der Beta-Welt hat sich immer alles dem flotten Handlungsablauf unterzuordnen. Dabei würde gerade das heranwachsende Kind die ruhig auslotende Darstellung von Ursache und Wirkung sozialer Vorgänge so dringend brauchen.

In TV-Filmen ist besondere Fröhlichkeit von Darstellern immer dann angesagt, wenn der Regisseur als nächstes eine schreckliche Szene plant. Wenn da ein Mensch besonders fröhlich vor sich hin pfeift, während er seine Haustüre aufsperrt, dann kommt die nachfolgende Mordszene ja viel besser zur Geltung. Je gelöster und ausgelassener, je vertrauensseliger und ahnungsloser der Darsteller, desto grauenvoller gelingt die nachfolgende Szene, wo er das Messer in den Rücken bekommt.
Der versierte Zuseher weiß längst: Wenn einer gar so besonders fröhlich vor sich hin trällert, dann Gnade ihm Gott in den nächsten Sekunden.

Und damit wird unserem Beta-Kind immer wieder eingetrichtert, daß besondere Fröhlichkeit ein untrügliches Signal für drohende Grauslichkeit wäre. Also wird Gelöstheit und Fröhlichkeit einer Szene einem Beta-Kind immer verdächtiger, immer unheimlicher werden. Denn täglich bekommt es vorgesetzt: je ungeschützt-fröhlicher der Held, desto todsicherer hat er in den nächsten Sekunden das Messer im Rücken.

Diese demonstrative Darstellung von Fröhlichkeit ist ein überstrapazierter und billiger Regietrick, um den Schrecken des Zuschauers zu erhöhen. Aber diese dauernde pseudokausale Koppelung von Fröhlichkeit an nachfolgendes Unheil ruiniert gerade dem drei- oder vierjährigen Beta-Kind jedes Sicherheits- und Geborgenheitsgefühl. Sein Wohnzimmer, das ehemals sicherste Zimmer der Welt, ist zum bedrohlichen Schlachtfeld geworden. Seit es denken kann, werden hier tagtäglich über mehrere Stunden alle seine Vorstellungen über soziale Sicherheit verzerrt und entstellt, geht hier *«der Aufbau seines sozialen Feldes»* kaputt oder kann gar nicht gedeihen. Und überall dort in der Alpha-Welt, wo ihm Lustigkeit und Ausgelassenheit begegnet, wird es nun Mißtrauen und Ängstlichkeit beschleichen.

Solange ein Kind seine Erfahrungen überwiegend in der Alpha-Welt macht, solange es hier in der realen Welt genügend Gegengewichte erlebt, solange die Zerrbilder der Beta-Welt nicht zu seiner wichtigsten Wahrnehmungsquelle werden, zu seiner Hauptlebenserfahrung, mag das vielleicht kein besonderes Problem sein. Wird aber die kritische Masse überschritten, kippt das System.

> *«Ein Fluß, der nach und nach immer stärker verschmutzt wurde, kippt plötzlich um und wird giftig»*, hat *N. Postman* in einem anschaulichen Vergleich formuliert [7, S. 40 f.f].

Und dann wird die Beta-Welt zu einem Zerrspiegel der Alpha-Welt, die das Weltbild des Kindes – möglicherweise bleibend – verformt.

Mit Recht könnte man nach all dem einwenden: Wenn die Beta-Welt die kindliche Entwicklung tatsächlich so stark stört und verformt, – warum um Himmels willen gibt es dann überhaupt noch normale, gesunde Kinder, obwohl heutzutage schon in bald jedem Haus mehr als ein Fernsehgerät steht?

Die Antwort lautet: Es wird sehr stark von den Lebensumständen des Kindes abhängen, wie bedeutsam die Beta-Welt ist. Lebensumstände, in denen die Alpha-Welt reichhaltig ist, wo viel Anregendes geschieht, vieles, womit das Kind auch wirklich interagieren kann, werden den Einfluß der Beta-Welt mindern. Neben einer starken, erlebnisreichen Alpha-Welt wird die Beta-Welt ziemlich nebensächlich bleiben. Wie ein buntes Journal, das man halt einmal am Tag aufschlägt, wird sie relativ bedeutungslos sein. Eine halbwegs intakte Familie, in der es viel gegenseitige Anregung gibt, in der Begegnungen grundsätzlich Spaß machen, wird ein kräftiges Alpha-Welt-Gegengewicht abgeben und damit den Einfluß der Beta-Welt abschwächen; das Leben auf dem Land ist meist ein solcher Abschwächer, wo Kinder in unmittelbarem Kontakt mit der Natur sind, viel Alpha-Welt erleben; die besonders einfühlsamen Eltern, die längst wissen, daß sie ihr Kind wenigstens nicht allein lassen dürfen in dieser Beta-Welt, sind ein solcher Abschwächer. Und letzten Endes gibt es auch von Natur aus seelisch mehr oder weniger robuste Kinder.

Auf der anderen Seite gibt es Verstärkungsfaktoren, die den Einfluß der Beta-Welt vergrößern. Hierher gehören Broken-Home-Situationen bzw. Scheidungsfamilien, Arbeitslosigkeit, Alkoholismus bzw. ein chaotischer Erziehungsstil der Eltern (der ja geradezu wie die Beta-Welt ist), aber auch die Berufstätigkeit der Eltern außer Haus (Schlüsselkind) und fehlende Geschwister (Einzelkind) [23, 24]. Bettelheim formuliert:

> «*Lediglich ein Kind, dessen emotionales Leben leer ist oder dessen Lebensbedingungen besonders zerstörerisch sind, wird in der Welt der Fernsehprogramme leben. Dies mag für das Kind dann erstrebenswerter sein, als sich mit dem wirklichen Leben auseinanderzusetzen*» [17].

Und weil die Lebensbedingungen des Kindes einen so wichtigen Einfluß haben, ist es eben ein großer Unterschied, ob ein Fünfjähriger den ganzen Tag mit Geschwistern oder Freunden begeistert im Freien herumtollt und dann gegen Abend «dummes Zeug» im Fernsehen sieht, – oder ob derselbe Fünfjährige als Einzelkind eines alleinstehenden berufstätigen Elternteils den Kindergarten haßt, die Nachbarskinder verabscheut, von früh bis spät in der Kleinstwohnung herumhängt und sich dabei stundenlang dasselbe «dumme Zeug» im Fernsehen hineinzieht. Der eine ist abends randvoll mit wirklich «interaktiven» Erlebnissen, und die hektische, oft häßliche Beta-Welt kann ihm nicht wirklich viel anhaben. Der andere hingegen hat nichts als seine Beta-Welt gehabt. Und so ist sie zur wichtigsten Erlebniswelt seines Lebens geworden.

Es kommt also nicht nur auf die absolute Qualität und Quantität des TV-Konsums an, sondern auch auf die Relation zwischen beiden Welten, es kommt darauf an, welche der beiden Welten das Übergewicht hat. Vielfernsehen wird in einer leeren Alpha-Welt eine ungleich größere Auswirkung auf die Entwicklung des Kindes haben als in einer erlebnisreichen Alpha-Welt.

Neben einigen durchaus lehrreichen und unterhaltsamen Inhalten serviert die Beta-Welt den Kindern auch einen endlosen Brei aus Krisen, Kriegen und Elend, aus Verbrechen, Umweltkatastrophen und düsteren Zukunftsprognosen.

«Wenn man sich heute Aufsatzwettbewerbe mit freier Themenwahl ansieht, dann schreiben 95 Prozent der Kinder über die Zerstörung der Umwelt und malen Horrorvisionen der Zukunft» (Die Kinderbuchautorin Ch. Nöstlinger).

Ereignisse, die sich in der Alpha-Welt nur äußerst selten zutragen, werden Beta-Kindern in der Beta-Welt ständig als fixer Bestandteil ihres Lebens präsentiert.

Das kleine Österreich mit seinen etwa acht Millionen Einwohnern verzeichnete im Jahr 1994 40 Morde. Das bedeutet für den einzelnen Bewohner dieses Landes eine Wahrscheinlichkeit von 1:200 000, ermordet zu werden. Aber diese ganz unwahrscheinliche Wahrscheinlichkeit kriegen Kinder und Jugendliche täglich in der Beta-Welt als Hauptbestandteil der Realität serviert.

Erwachsene vor allem unterer Bildungsschichten erliegen dieser Überrepräsentation von realer und fiktiver Gewalt in den Medien und korrigieren für sich irrigerweise die Realität.

W. Hauptmann konnte zeigen, daß *«... massenmedial vermittelte Gewalt sogar bei Erwachsenen zu einem völlig einseitigen und verzerrten Bild vom Umfang und von der Struktur der Kriminalität und dadurch auch zu übersteigerter Verbrechensfurcht führen kann»* und *«... daß entsprechend häufige und drastische Medienberichte über Aggression im Laufe der Zeit durchaus dazu beitragen können, Werthaltungen der Konsumenten umzuprägen, Schranken, Hemmungen und Tabus mehr und mehr abzubauen, eine allgemeine Aggressionsbereitschaft zu fördern – kurzum auch Gewalt als Mittel zur Bewältigung von Konflikten gewissermaßen salonfähig zu machen»* [25].

Und der Glaube der Kinder an eine halbwegs vernünftige Weltordnung, ihr Glaube an die Gestaltbarkeit der eigenen Zukunft, in all dieser Verzerrung droht er verlorenzugehen. Immer deutlicher wird ihre Angst, in dieser Welt erwachsen zu werden. Das liegt keineswegs nur am hohen Anteil von Gewalt im TV. Auch wenn im TV nur Realität gezeigt würde: ein Kind müßte auch eine real abgebildete Alpha-Welt mit traurigem Kopfschütteln quittieren und in kummervoller, trostloser Stimmung versinken: «Warum ist das alles so schrecklich?».

Denn auch ein Kind in einem «gesunden» psychosozialen Umfeld kann nur ein gewisses Quantum seiner täglichen Erlebniswelt an Negativem, Traurigem, Bösem, Beängstigendem ertragen. Ich meine, das sind höchstens 15 bis 20 Prozent. Mehr kann das Kind nicht verarbeiten. Die restlichen 80 Prozent müssen positive Gegengewichte sein, wenn es psychisch gesund bleiben soll. Machen die Negativ-Posten hingegen laufend ein Drittel der Erlebnisse eines Kindes, die Hälfte oder gar noch mehr aus, können sich Störungen seiner Persönlichkeit einstellen.

> Wenn meine Tochter im Alter von vielleicht fünf oder sechs Jahren am selben Tag schon einige negative oder beunruhigende Dinge über die Welt erfahren hatte und sie mich nach der Ursache weiterer Katastrophen fragte, dann habe ich oft geantwortet: «Ich werde Dir das lieber morgen erklären, denn heute ist Dein Negativ-Pensum schon voll».

Ich glaube tatsächlich, daß die tägliche Kapazität unserer Kinder, solche Dinge zu verkraften, begrenzt ist, daß diese nicht mehr als vielleicht 20 Prozent aller Tageserlebnisse ausmachen sollten und daß wir unsere Kinder hier auf Dauer nicht überfordern sollten.

Zwei Millionen deutsche Kinder leben mit nur einem Elternteil; die Drei-Generationen-Familie ist zum Drei-Fernseher-Haushalt mutiert und 20 Prozent der Grundschulkinder sitzen ebensoviele Stunden vor der «Flimmerkiste», wie ein Erwachsener wöchentlich seiner Arbeit nachgeht – nämlich etwa 40 Stunden pro Woche. Und in diesen Stunden vor dem TV-Gerät kommuniziert das Kind mit niemandem wirklich; denn beim fernsehen muß es still sitzen, still sein und vor allem – es muß sich kommunikativ isolieren. Was Wunder, wenn Beta-Kinder in Sachen zwischenmenschlicher Kommunikation ungeübt und defizitär, unbeholfen und unsicher wirken?

Die Beta-Welt ist ein Zerrspiegel sozialer Zusammenhänge*.

Sie bietet einen unüberschaubaren Wust zwischenmenschlicher Probleme mit ebensovielen falschen und trügerischen Lösungsangeboten. Der Kinnhaken als Zeichen mangelnder Wertschätzung, die Folter als Informationsmittel, die Vergewaltigung als gängige Form von Sexualität, der Pistolenschuß auf ein Türschloß zur Öffnung desselben, und den Konkurrenten drängt man mit dem Auto von der Straße in den Abgrund.

Das alles sind unverwertbare, simplifizierte Konfliktlösungsmodelle, die in sich widersprüchlich sind und in Wirklichkeit gar nicht funktionieren. Sie haben das Beta-Kind verwirrt und orientierungslos gemacht.

Statussymbole, jene uralten Insignien von Geltung und Macht, haben sich längst auf die Welt unserer Kinder ausgebreitet. Das Trommelfeuer der Werbe-Spots sagt ihnen an, was «in» ist, was Kultstatus hat und was daher jeder haben muß.

1995 verfügten die Achtjährigen in Deutschland inklusive ihrer Spargut-haben jährlich über durchschnittlich DM 1 270.–, die 14-jährigen bereits über DM 3 150.– [26]. Und die Bedeutung der Kinder als Zielgruppe der Wirtschaft erhöht sich noch, wenn wenn man einrechnet, daß sie auch bei Famlieninvestitionen ihr durch die Beta-Welt gleichgeschaltetes Konsumverhalten einbringen. So haben sie zunehmend Einfluß auf die Verwirklichung eigener Statussymbole, aber auch auf die von Erwachsenen. 1994 entschieden Kids in den USA mit über das Volumen von 82 Milliarden Dollar, in Deutschland über geschätzte 33 Milliarden DM. Dementsprechend bewirkt das Auftreten von Kindern in TV-Werbespots zweierlei: Zum einen erreichen die Werber Kinder (= Altersgenossen) als Entscheidungsträger für Familieninvestitionen, zum anderen binden sie die Konsumenten von morgen dauerhaft an ihre Marken.

---

* Menschen über 65 machen in der Alpha-Welt ca. 11 Prozent aus, in der Beta-Welt kommen sie nur zu ungefähr 2 Prozent vor. Es konnte gezeigt werden, daß Vielseher deshalb irrtümlich annehmen, alte Menschen wären eine verschwindend kleine Gruppe [26].

Statussymbole verbreiten sich heute immer weniger von Mensch zu Mensch, sondern werden uns – und unseren Kindern – von der Beta-Welt konsequent suggeriert, in sündteuren Analysen hinterfragt, adaptiert und neuerlich suggeriert.

Damit ist die Beta-Welt zum wichtigsten Lieferanten für Statussymbole geworden, zu einem Journal, das mit großer Macht und Eindringlichkeit ganz bestimmte soziale Verhaltensnormen vorgibt. Die ganze Familie bekommt vorgesetzt, was man hat, was man tut und wie man es tut. Und das prägt das soziale Weltbild*.

Auch deshalb ist das kindliche Spiel – also das von Kindern spontan erfundene Spiel, ohne Verein, ohne Schiedsrichter, ohne Trainer und vor allem ohne sündteure Spezialausrüstung – heute praktisch verschwunden. An seine Stelle ist das Institut und die Institution getreten, der exakte Spiel-Wochentag, das exakte Spiel-Ziel, das erreicht werden *muß*, damit der Selbstwert stimmt und das – wird es verfehlt – zu Trauer, Mißmut, Erleben von Minderwertigkeit oder gar Streit aller Familienmitglieder führt.

Das institutionalisierte Spiel heutiger Kinder – teilweise schon dasjenige im Kindergarten und auf dem Kinderspielplatz – es ist der pure Streß geworden. Da hilft es auch nichts, wenn das Kind sportlichen Erfolg hat – also die von den Erwachsenen gesetzten Normen erreicht – der Streß ist in jedem Fall garantiert.

Wenn der Elfjährige früher einmal sagte: «Mama, ich geh hinaus mit meinen Freunden spielen», kannte kein Erwachsener die genauen Regeln und kaum einer kannte eine Stunde später den Ausgang des Spieles.

Heute geht dasselbe Kind am Montag zum Tennis-Verein, am Mittwoch zum Squash und am Donnerstag zum Schwimm-Verein, wird mit dem Auto hingebracht und wieder abgeholt, bekommt regelmäßig schriftliche Bewertungen und seine Eltern bezahlen ganz ordentlich dafür. Unlust oder Mißerfolg des Kindes garantiert daher die Krise für die gesamte Familie. Und hat der

* 80 Prozent aller deutschen Grundschulkinder malen eine Kuh nicht braun oder schwarz, sondern violett an – nämlich so, wie sie die Kuh aus der Schokoladenwerbung kennen.

Sproß Erfolg, ist es auch nicht besser. Zwar gibt es vorerst Lob für ihn und Stolz für die Eltern, aber das gebiert gleich wieder neuerlichen Leistungsdruck – jetzt nicht nur mehr den selbst auferlegten (je nach Ehrgeiz, Lust und Laune des Kindes), sondern zusätzlich noch den Leistungsdruck sämtlicher Verwandten und Bekannten. Und damit ist Tennis, Squash und Schwimmen ab sofort keine Freizeitbeschäftigung und schon gar kein richtiges Spiel mehr im ursprünglichen Sinn, es ist ein rohes, schwer im Magen aller Familienmitglieder liegendes Stück Familienstreß geworden.

Die Beta-Welt ist Hauptlieferant unserer Statussymbole und Ideale geworden. Für das heranwachsende Beta-Kind bedeutet das: die Beta-Welt ist zum Verzerrer seines sozialen Weltbildes geworden.

4. «Fernseh-Krankheitsbilder»

Natürlich ist Fernsehen für unsere Kinder a priori weder schädlich noch unschädlich, weder krankmachend noch gesund. Aber es kann durchaus schädlich – und es kann sehr wohl auch krankmachend sein. Die folgenden ungünstigen Umstände sind es vor allem, die die kindliche Entwicklung stören oder bestehende Störungen zumindest verstärken können:

Erstens die Dyskognition:

Kinder im ersten und zweiten Lebensjahr nehmen zwar die Bilder wahr, die das Fernsehen liefert, aber die Inhalte und Handlungen können sie noch kaum richtig mitverfolgen oder gar deuten. Im dritten und vierten Lebensjahr sind Kinder dann zwar schon imstande, Handlungen mitzuverfolgen, aber nicht selten kommt es zu essentiellen Fehldeutungen, weil sie Inhalt und Kontext nicht richtig zuordnen können *(dyskognitive Phase)*. Das kann – für Erwachsene möglicherweise unbemerkt – Angst hervorrufen.

Erst im Laufe der folgenden Entwicklungsjahre werden Kinder fähig, Inhalt und Kontext audiovisueller Botschaften adäquat wahrzunehmen *(eukognitive Phase)*.

Zweitens das Vielsehen:

Ein Vorschulkind in den Vereinigten Staaten ist im Vorschulalter bereits etwa 7000 bis 8000 Stunden vor dem Fernseher gesessen – mehr, als es in der gesamten Pflichtschulzeit die Schulbank drücken wird. Kinder in Deutschland haben nach zehn Schuljahren etwa 15 000 Schulstunden, aber im Schnitt etwa 18 000 Fernsehstunden hinter sich.

Es geht also nicht um den einzelnen Fernsehfilm, nicht um die einzelne News-Meldung, die dem Kind «nicht gut tut», nicht um den einzelnen «nicht altersgemäßen» Krimi, der seine charakterliche Entwicklung beeinflußen würde. Vielmehr ist es das Überschreiten der «kritischen Masse» [7, S. 40], das in Summe den Terminus «TV-Abusus» rechtfertigt.

Wenn ein Kind, besonders ein Vorschulkind, täglich mehrere Stunden vor dem TV-Gerät sitzt, dann kumulieren, ja potenzieren sich die gesehenen Inhalte. Und weil sich das Kind mitten in seiner Entwicklung befindet, bauen sich diese Inhalte gleichermaßen ein in die Architektur seiner Gefühls- und Gedankenwelt.

Das Medium wendet sich überwiegend an die Gefühlsebene und viel weniger an die Verstandesebene. Nur weniges, was sich als Information deklariert, bringt dem Kind echten Wissenszuwachs – der Rest sorgt zwar für möglichst hohe Emotionspegel, wird aber keineswegs immer verstanden. Und dann kann es auch nicht im richtigen Kontext wahrgenommen werden. Vielsehen ist daher mehr als viel fernsehen und bekommt eine neue Dimension.

Drittens die Dauerexposition mit Gewalt:

Über Europa werden in deutschsprachigen TV-Sendern pro Stunde durchschnittlich fünf Gewalttaten und alle zweieinhalb Stunden ein Mord gezeigt [28]. Das Medium hat dem jungen Menschen bis zum 18. Lebensjahr etwa 200 000 Gewaltakte vorgeführt und ihn etwa 40 000 Mal in das Gesicht eines sterbenden Menschen schauen lassen.

Um diese ungaubliche, nie dagewesene Anhäufung von Gewalt geht es. Sie ist noch keineswegs systematisch erforscht und in ihren Auswirkungen zur Zeit noch gar nicht abzuschätzen. Wir stehen erst am Beginn einer Entwicklung, deren zukünftige Ausformungen schwer einzuschätzen sind.

Viertens das sozioökonomische Umfeld:

Ein problematisches sozioökonomisches, vor allem innerfamiliäres, Umfeld bildet einen guten Nährboden und daher einen ganz wesentlichen Verstärkungsfaktor für die Einflußgröße Beta-Welt. Fehlt die Alpha-Welt als reales Gegengewicht, ist sie vom Erlebniswert her defizitär, bietet sie kaum erfreuliche Erlebnisse und kann das Kind hier kaum sinnvolle, sein Weltbild stabilisierende

Erfahrungen machen – dann wird jede Beta-Welt-Erfahrung größeres Gewicht bekommen, weil nicht viel anderes da ist.

Und dann tritt ein Quantensprung ein, der mit einem Schlag die Dimension des Mediums verändert: Eine beliebige Wahrnehmungsquelle unter vielen wird plötzlich zur vorwiegend genossenen Hauptquelle. Auch eine gesunde Alpha-Welt kann diesen hohen Anteil an leider überwiegend destruktiven Beta-Welt-Erfahrungen nicht vollständig aufwiegen. Die häufig verunsichernden, oft existentiell bedrohlichen Inhalte, kann nicht einmal mehr die Geborgenheit einer «gesunden» Alpha-Welt zur Gänze egalisieren.

Hier wird deutlich, welche Bedeutung einem gesunden sozioökonomischen Umfeld, einer geborgenen Privatsphäre zukommt, um mit positiven Erlebnissen und Erfahrungen aus der Alpha-Welt Beta-Welt-Wunden zu heilen, um das verzerrte Beta-Weltbild des Kindes zu relativieren, um seine Welt wieder halbwegs zurechtzurücken.

Zusammenfassend und vereinfacht ausgedrückt kann TV-Konsum dann schädlich oder krankmachend sein,

- wenn das Kind infolge kognitiver Unreife Fernsehinhalte fehldeutet und deshalb als bedrohlich erlebt, und/oder
- wenn TV ständig im Übermaß konsumiert wird und/oder
- wenn es vorwiegend gewalttätige Inhalte sind und/oder
- wenn die Alpha-Welt dem Kind kein ausreichendes Gegengewicht bieten kann.

Zum einen sind es also die Auswirkungen einzelner medialer Botschaften, die – vor allem in den ersten Lebensjahren – die Psyche des Kindes aus dem Gleichgewicht bringen und damit akute Störungen hervorrufen können.

Zum anderen sind es die Auswirkungen von chronischem TV-Abusus, also von tatsächlich mißbräuchlichem Konsum über lange Zeiträume, unter Umständen auch mit den typischen Merkmalen einer Sucht – vor dem Hintergrund eines defizitären Sozialumfeldes. Chronischer «TV-Abusus» entfaltet seine Langzeitwirkung über eine permanent verzerrte Wirklichkeit und verändert zuletzt – mehr oder weniger irreversibel – das Wesen des Kindes, seine Persönlichkeit, seinen Charakter.

4.1 Das Aufmerksamkeitsdefizit-Hyperaktivitätssyndrom (ADHS)

Über Hyperaktivität und Aufmerksamkeitsstörung wird viel geredet und geschrieben. Sicher gab es das hyperaktive, konzentrationsgestörte Kind auch vor der Ära des TV und sicher gibt es auch heute noch Kinder, die regelmäßig fünf oder mehr Stunden täglich fernsehen und dennoch kein ADHS entwickeln. Aber die wichtigste Ursache für ein ADHS, zumindest der wichtigste Verstärkungsfaktor für dieses – im Grunde schlecht definierte – Syndrom bleibt meist unerwähnt, wird gleichsam ängstlich verschwiegen, wird in journalistischen und in wissenschaftlichen Argumentationen gleichermaßen negiert: Das Fernsehen, die Beta-Welt. Ich meine, daß sich kein modernes diagnostisches oder therapeutisches Konzept zum ADHS heute noch leisten sollte, dieses Faktum unbeachtet zu lassen.

Im folgenden soll es also darum gehen, die Einflußgröße Beta-Welt bei der Manifestation des ADHS zu betrachten.

Das Beta-Kind sitzt viele Stunden täglich gleichsam angeschnallt im TV-Sessel, reglos zur Passivität verdammt. Seine Augen sind immer starr nach vorne gerichtet, auf den bunten Guckkasten an der Wand und seine Sprache ist verstummt – besser: regrediert auf gelegentliche Urlaute. Kommunikativ isoliert und konzentriert – aber vorerst keineswegs hyperaktiv oder konzentrationsgestört – ist das ganze Beta-Kind auf «input» geschaltet, ist maximal «zentral stimuliert» – auffallend ähnlich dem Effekt der Psychostimulantien (!), wie man sie zur Therapie des ADHS einsetzt*.

* Psychostimulantien werden zur Behandlung der Hyperaktivität in der Annahme eingesetzt, daß sie – indem sie die Psyche stimulieren – die Hyperaktivität reduzieren.

Aber in der Sekunde, in der das TV-Gerät abgeschaltet wird und die Beta-Welt abreißt, verkehrt sich plötzlich alles ins Gegenteil: Das mit tausend bunten Bildern, Handlungsfetzen, Action-Bruchstücken, Emotionen, Ängsten und unaufgelösten Befürchtungen vollgegossene Kind konnte sich bis dahin nicht wegrühren, nichts fragen oder antworten, nichts helfen oder verhindern, es konnte bisher körperlich nicht reagieren, nichts verändern, nicht miteingreifen in die Handlung. Stundenlang war dieses Kind wie «angehalten», steif dem Sog der Beta-Welt ausgeliefert – und plötzlich reißt der Strom ab: Da muß es sich entladen: Unruhig, bizarr, wie aus der Trickfilmkiste, springt das Beta-Kind herum, sucht ständig einen neuen Aufmerksamkeitsfokus – und wendet sich rasch wieder gelangweilt ab. Es kann mit seinen kurzen Fokussierungen nur wenig wahrnehmen – und in der Peripherie gar nichts mehr.

So ruhig und konzentriert dieses Kind eben noch vor dem TV-Gerät saß, so sehr wird es nun im realen Leben zur hektischen Kopie seiner Filme: Seine Sprache hat sich zu einem Telegrammstil verkürzt, seine Diktion gleicht den Sprechblasen von Cartoons («buuumm»!, «bääång»!, «waaauuu»!), seine Grobmotorik ist hyperaktiv geworden und dient kaum mehr der Fortbewegung, seine Feinmotorik ist schusselig und dient kaum mehr dem Gestalten von Spiel. Alles, was das Kind anfaßt, dient nur mehr dazu, die Zeit zu raffen und alle Handlungsabläufe auf ihre (vermeintlichen) Kulminationspunkte abzukürzen, ohne Anlaufzeit und ohne Ausklingzeit. Das Beta-Kind kann sich nur mehr kurz – wenn überhaupt – auf eine Sache konzentrieren und driftet immer wieder rasch vom Zentrum seines Interesses ab.

Die Beta-Welt hat dem Beta-Kind seine ureigensten Techniken übergestülpt – das ständige und abrupte Unterbrechen von Handlungs- und Denkabläufen, das plakative Denken, die Oberflächlichkeit und unreflektierte Voreingenommenheit, und vor allem – das ungemein akzelerierte Tempo. Das hyperaktive Kind ist zur Kopie seiner Beta-Welt geworden.

Ein siebenjähriger Bub mit der Zuweisung «ADHS» wird ambulant vorgestellt. Er betritt mit seiner Mutter den Raum und blickt mit unruhig flackernden Augen umher (macht einige kurze «Kamera-Shots»), die

den inkorporierten Zwang zum ständigen Bildwechsel («Zeitraffereffekt») repräsentieren. Die Situation hat für den Knaben zu viele Details, ist nicht mit einem Blick überschaubar, ist nicht plakativ genug und damit für ihn sehr ungewohnt. Sie macht ihn unsicher und mißtrauisch, ähnlich einem Schwerhörigen, der ständig irgendwo irgendwelche gegen ihn gerichtete akustische Signale vermutet.
Dann stößt sein «Kameraschwenk-Blick» auf ein großes, helles, farbiges «plakatives» Objekt auf dem Tisch. Kurzfristig ist Interesse da, aber die folgende Exploration besteht bloß aus Fixieren *(= Kamera-Einstellung)*, Hingehen *(= Zoom)*, kurzem Betasten und dann Ansteuern eines nächsten Objektes *(= Kameraschwenk)* – und sie ist damit sehr oberflächlich und ineffizient. Das Betasten des Objektes wirkt ungelenk und ungeübt, wie das Rudiment eines Evolutionszwanges aus der alten Alpha-Welt, ohne wirkliche Intention, ohne den typisch kindlichen Impetus, ohne wirklich fokussierte Aufmerksamkeit, ohne Willen zur Gestaltung.
Dieser rudimentäre Vorgang einer Exploration wiederholt sich stereotyp einige Male. Aber eine halbwegs vollständige Exploration mit mehreren Sinnesorganen wird überhaupt nie daraus, wird nicht zu Ende geführt, die Beschaffenheit des Objektes wird weder taktil, noch visuell, noch akustisch wirklich exploriert; sie ist ohne Vorstellung, wozu der Gegenstand dienen könnte. Der wesentliche Vorgang einer absichtlichen Zweckentfremdung des Objektes, seiner spielerischen Fehlverwendung, der einem Kind soviel Neues über ein Objekt vermitteln kann, fehlt. Funktionelle Zusammenhänge («warum liegt das hier?», «wer hat das hierher gelegt?») bleiben unklar und werden auch nicht hinterfragt. Unbefriedigt und gelangweilt suchen seine Augen einen neuen Fokus.
Als die Mutter den Knaben auffordert, sich hinzusetzen und sitzen zu bleiben, kann er die abrupten «Bildwechsel», unter deren Zwang er steht, nur mehr schlecht vollziehen. Blaß und praktisch ohne Mimik sitzt er dann da mit dieser unverkennbaren Mischung aus tiefster Langeweile und hoher Unruhe. Seine Finger trommeln auf die Tischplatte und seine Aggression steigt (eigene Beobachtung).

Beta-Kinder mit der beschleunigten inneren Uhr (der «Beta-Uhr») sind extrem sprunghaft, fahrig, kommen nie zur Ruhe und schwanken immer hin und her zwischen extremer Aufgedrehtheit und tödlicher Langeweile. Einerseits langweilt sie die Langsamkeit der Alpha-Welt, ihre Stetigkeit, ihre niedrige Frequenz an Kulminationspunkten und spannungsreichen Zuspitzungen, auf der anderen Seite fehlt ihnen das ruhige Raum-Zeit-Kontinuum, das sie zum Erleben und Verstehen von Abläufen so dringend brauchen würden.

Für Beta-Kinder passiert in der Alpha-Welt rein gar nichts mehr, was sie anregt. So müssen sie versuchen, die Zeit des Tages zu raffen, zu verkürzen, zuzuspitzen, wo immer es geht. Und sie sind geradezu gezwungen, sich ständig neue «Spots» zuzuführen, möglichst groß und scharf und farbig, möglichst plakativ und rasch erfaßbar. Sie sind gezwungen, dem neuen hektischen Rhythmus zu folgen, den ihre akzelerierte innere Uhr ihnen vorschreibt – die Beta-Uhr.

Die Rastlosigkeit der Beta-Welt hat die Kinder hyperaktiv gemacht. Die Inflation der Emotionen in der Beta-Welt hat ihre Impulskontrolle ernstlich gestört. Und die unaufhörliche Sturzflut hektischer Bilder (etwa 1 200 pro Stunde!) hat ihre Konzentrationsfähigkeit zerstückelt.

4.2 Teilleistungsschwächen

Unter Teilleistungsschwächen versteht man gemeinhin Minderleistungen in eng umschriebenen Bereichen, die zwar nicht auf Intelligenzdefekte oder Sinnesbehinderungen zurückzuführen sind, aber im schulischen Bereich zu Schwierigkeiten führen. Das «Diagnostische Manual psychischer Störungen» (DSM-IV) klassifiziert folgende «entwicklungsbezogene Störungen» [29]:

- die Rechenstörung
- die Schreibstörung
- die Lesestörung
- die Sprach- und Sprechstörung
- die Störung der motorischen Fähigkeiten

Unter letzterer sind wohl auch die Störungen der räumlichen Orientierung zu subsumieren, die uns hier besonders interessieren.

Die Ursachen für sogenannte Teilleistungsschwächen sind noch keineswegs geklärt. Gesichert scheint, daß ein Defizit auf der Input-Seite, also ein Mangel an Sinnesreizen, zu einer Störung von Teilleistungen führen kann.

Die Ergotherapeutin *A. J. Ayres* hat in den fünfziger Jahren das Konzept der Sensorischen Integration entwickelt. Sie geht davon aus, daß sich im Laufe der kindlichen Entwicklung bestimmte komplexe Leistungen aus einfacheren zusammenfügen, daß die einfachen Sinneswahrnehmungen durch Sensorische Integration («S. I.») im Zentralnervensystem zu einem sinnvollen Ganzen integriert werden [30]. Auf diese Weise wären etwa die basalen Empfindungen von Tastsinn, Gleichgewichtsorgan, Muskeln und Gelenken später für die komplexen, sozusagen «zusammengesetzten» Funktionen der Raumorientierung oder der Aufmerksamkeitsspanne verantwortlich.

Welche ursächlichen Variablen die verschiedenen Konzepte der Teilleistungsschwächen auch haben mögen – immer wurde jedenfalls die reale Alpha-Welt als Konstante, als unveränderliche Größe betrachtet. Sie unterlag ja den physikalischen Gesetzen der Alpha-Welt, die unumstößlich sind bzw. es bisher waren.

Im Zeitalter der Beta-Welt ist das aber nicht mehr ausreichend. Denn was passiert, wenn die ehemals unumstößlichen Gesetze der Realwelt umgestoßen werden, und wenn – wie es in der Beta-Welt ständig geschieht – jede nur erdenkliche Abweichung von der Physik unserer Welt möglich wird?

Das passive Beobachten einer zweidimensionalen Beta-Welt kann das dreidimensionale «Erleben im Raum» überhaupt nicht ersetzen. Die Ähnlichkeiten zwischen einer Schaukel, die man auf einem TV-Monitor schaukeln sieht und dem realen Erleben des Schaukelns ist äußerst oberflächlich, eben nur eine Ähnlichkeit. Das Defizit an real erlebter Sinneswahrnehmung bleibt.

Nun liegt beim Beta-Kind, also beim extrem vielsehenden Kind sicher ein Defizit an sensorischem Input verschiedenster Qualitäten vor. Eigentlich wird hier während der gesamten Entwicklungszeit bloß der Sehsinn und der Hörsinn ausreichend bedient, das vestibuläre, das taktile und das propriozeptive System kommen ständig zu kurz, sind vergleichsweise ständig unterversorgt. Es wäre durchaus denkbar, daß sich das Beta-Kind durch sein Defizit an solchen Stimuli die verschiedensten Teilleistungsschwächen einhandelt.

Man hat übrigens bei Piloten von Düsenflugzeugen nach sehr langen Flügen transiente Störungen des Verhaltens und der Persönlichkeit beobachtet, weil sie sich extrem lange nicht von ihren Sitzen bewegen konnten. Ähnliches wird auch von Menschen berichtet, die während eines arktischen Winters für längere Zeit in Schutzhütten Zuflucht suchen mußten [30].

Und wie sieht es mit der Vorstellungskraft und Fantasie von Beta-Kindern aus? Vorstellungskraft und Fantasie sind Höchstleistungen menschlichen Geistes. Und sie gelingen erst, wenn sich das Kind durch eine Unzahl von realen Erfahrungen in der Alpha-Welt und aufwendigen Abstraktionsprozessen in seinem Kopf ein Bild von seinem Universum gebaut hat.

Ohne ausreichende Alpha-Welt fehlt dem Kind der Boden, der Sockel, der den menschlichen Geist erst zu abstrakten Vorstellungen und Fantasieleistungen befähigt.

Das ist wie mit einem, der Reiten lernen will, aber immer nur anderen beim Reiten zusehen darf. Er konzentriert sich auf die Geschwindigkeit, die er sieht, auf die austarierenden Gleichgewichtsreaktionen, die er beobachtet und er lernt sehen, wie die Beschleunigung ein anderes Körperschema als die gleichmäßige Bewegung erfordert. Immer wieder kann er beobachten, wie man bremst und wie man stehenbleibt und daß man sich in die Kurve neigen muß.

Aber als er das erste Mal auf einem lebendigen Pferd sitzt, muß er bestürzt festellen, das er gar nicht reiten kann. Daß seine tausendfachen Beobachtungen in praxi weniger wert sind als ein Flugsimulator für einen Piloten.

So macht er dauernd Fehler und kaum etwas von dem, was er beim Zusehen gelernt hat, kann er in der Realität für sich nützen. Seine Beobachtungen haben ihm wohl eine gewisse Vorbereitung ermöglicht, aber das wirkliche Reiten, das muß er jetzt erst lernen. Reales Training mit dem eigenen Körper oder «Zuschau-Training» –, die beiden Dinge haben eben nur wenig miteinander zu tun.

Genau so funktioniert auch das TV-Gerät als «scheinbares Lebenstrainingsgerät» für viele Dinge des täglichen Lebens. Aber seine tausend Bilder und Worte können niemals Ersatz sein für reales, persönliches Erleben. Zu groß ist der Unterschied zur Alpha-Welt, zur Realität.

Man kann immer wieder feststellen, daß Kinder eine Geschichte, die sie real erlebt haben, weitaus plastischer und lebendiger nacherzählen können, als wenn sie dieselbe Geschichte bloß auf einem (zweidimensionalen) Video gesehen haben. Denn dann waren sie eigentlich gar nicht wirklich dabei.

Viele der zweidimensionalen Beobachtungen aus der Beta-Welt werden das Kind sogar in die Irre führen und manche Unübertragbarkeiten sogar zu unerklärlichen Lernirrtümern.

Rechenschwäche

Rechnen bedeutet, unter allmählichem Verzicht auf konkrete Vorstellungen denkend mit Zahlen umzugehen. Beim Rechnen bestehen die basalen Fähigkeiten in der Entwicklung von Mengenbegriff und Seriation. Diese Definition reicht für das Addieren und Subtrahieren aus. Aber Rechnen bedeutet nicht nur das Abzählen kleiner Mengen, sozusagen an den Fingern. Sobald es um komplexere mathematische Aufgabenstellungen geht, werden auch komplexere Fähigkeiten und Fertigkeiten notwendig. Ein gutes räumliches Vorstellungsvermögen ist zum Beispiel die Voraussetzung für das Schätzen von Mengen und Entfernungen, und noch mehr für die Lösung konstruktiver geometrischer Aufgaben. Letzten Endes geht es um nichts anderes als den geistigen Vorgang der Abstraktion, um die Entwicklung eines abstrakten Vorstellungsvermögens schlechthin.

Aber das Beta-Kind kann diese Entwicklung in seiner zweidimensionalen Beta-Welt nicht machen.

Nach Angaben von Pädagogen haben Schulkinder immer häufiger ganz unerklärliche Schwierigkeiten beim Abschätzen von einfachen Entfernungen oder Mengen über 20; und diese Schwäche steht in ausgesprochenem Widerspruch zur normalen Intelligenz dieser Kinder. Es ist nicht ausgeschlossen, daß ein Zusammenhang besteht zwischen ihrem Raumwahrnehmungsdefizit und ihrer schwachen räumlichen Vorstellung, ihrer schwachen Abstraktionsfähigkeit.

Leseschwäche

Lesen bedeutet nicht nur Überschriften und Unterschriften zu entziffern – ich würde das als «das niedrige Lesen» bezeichnen –, sondern es bedeutet auch, mittels geschriebener Worte hochkomplexe räumliche, zeitliche und damit abstrakte Vorstellungen zu entwickeln respektive zu vermitteln («das hohe Lesen»).

Es bedarf wohl keiner näheren Erläuterung, daß die Beta-Welt in ihrer «Vorgefertigtheit» nicht nur die Lese-, sondern auch die Schreibfreudigkeit der Kinder herabsetzt, daß sie trotz ihrer vielen «Ergänzungsbildchen» das Abstraktionsvermögen kaum forciert und daß dies alles auch der Leseschwäche von Beta-Kindern Vorschub leistet.

In den USA, wo Zwei- bis Fünfjährige im Schnitt 28 Stunden pro Woche vor dem TV-Gerät sitzen [31], wächst der Analphabetismus, und über maßgeschneidertes Bildungs-TV muß bereits seit Jahren versucht werden, dem entgegenzusteuern. Das «niedrige Lesen», also das Buchstabieren von Über- oder Unterschriften, wird damit möglicherweise zu verbessern sein, ob das Lesen von Büchern und die Vermittlung komplexer Vorstellungen, also das «hohe Lesen», damit gefördert wird, ist zu bezweifeln.

Gestörte Raumorientierung

Der Umgang mit der Gravitation ist sicherlich einer der elementarsten Lernvorgänge für das heranwachsende Kind. Die Entwicklung einer guten, ja eigentlich schon einer normalen Raumorientierung setzt eine jahrelange und regelmäßige Auseinandersetzung des Kindes mit Raum und Gravitation voraus, eine ausreichende Stimulation des vestibulären, des taktilen und des propriozeptiven Systems.

Im Freien spielende Kinder machen genau das. Sie durchmessen den Raum nach allen Richtungen und mit all ihren Sinnen innerhalb einer beständigen Gravitation. Beta-Kindern fehlt genau das. Eben jene Reize, die sich Kinder in der Alpha-Welt holen, –

ob mit dem Klettern auf einen Baum, mit Schaukeln oder mit einer Karussellfahrt – fehlen dem vor dem TV-Gerät versteinerten Beta-Kind.

Und dann entstehen nicht nur Probleme mit räumlicher Orientierung, körperlicher Ungeschicklichkeit und Unsicherheit, sondern – wenn man mit Frau *Ayres* konform geht – im späteren Leben auch mit kommunikativer Unsicherheit und Gehemmtheit, Ängstlichkeit und Vermeidungsverhalten für alles Neue.

Es ist meines Wissens nicht bekannt, ob und wie häufig es in früherer Zeit das Phänomen der Teilleistungsschwäche gegeben hat, aber einiges deutet daraufhin, daß die Zahl teilleistungsschwacher Kinder größer wird. Die Beta-Welt scheint mir daran nicht unwesentlich beteiligt.

4.3 Angstzustände und Mechanismen der Angstabwehr

Angst ist eine elementare seelische Befindlichkeit des Menschen, die in ihrer phylogenetischen Bedeutung der individuellen Sicherung des Lebens dient.

Aber in unserer Gesellschaft ist Angst ziemlich verpönt. Wer Angst hat, ist ein Feigling und das möchte niemand sein.

Angst verbindet nicht, Angst isoliert. Angst hat ein schlechtes Image und ist nicht gesellschaftsfähig. Eltern ist an der Beschäftigung mit der Angst ihrer Kinder meist viel weniger gelegen als an der Obsorge ihres körperlichen Wohlergehens. Und so werden Kinder mit dem Problem Angst viel eher allein gelassen als etwa mit einer körperlichen Verletzung. Vice versa scheuen Kinder, sobald sie ihr soziales Umfeld reflektieren, die Offenlegung ihrer Ängste gegenüber anderen; verbergen und verheimlichen sie, um in ihrer sozialen Position nicht zurückgestuft zu werden, um keinen Schaden an ihrem Image zu nehmen.

Dazu kommt, daß unsere Gesellschaft mehr und mehr eine verballhornte Vorstellung davon hat, wie sich denn Angst beim anderen Menschen äußert – nämlich so, wie sie es in der Beta-Welt tagtäglich vorgesetzt bekommt: weitaufgerissene Augen, Zittern wie Espenlaub am ganzen Leib und dazu Schreie, die durch Mark und Bein gehen.

Aber Angst – zumindest bei Kindern – sieht oft ganz anders aus. Kinder in Angst wirken steif und ernst, werden stumm und ziehen sich zurück, haben ein ausdruckloses Gesicht, und manchmal könnte man sie gar für gelangweilt halten.

Nun setzt der Mensch normalerweise alles daran, das auslösende Agens der Angst abzustellen oder ihm wenigstens auszuweichen. Für medial transportierte Angstauslöser gilt das aber kaum, sie üben bei aller Gräßlichkeit eine große Faszination auf Kinder aus, werden als Nervenkitzel empfunden, der sogar ein gewisses Suchtpotential in sich birgt. Kaum ein allein fernsehendes Beta-Kind schaltet das TV-Gerät aus eigenem Antrieb aus, um ein angstauslösendes Erlebnis zu beenden.

Was also tun die Beta-Kinder?

Erst einmal versuchen sie, das Erlebnis in ihrem Kopf zu verarbeiten. Aber sie schleppen es bloß schweigend mit sich herum, und dabei wird meist nichts verarbeitet, sondern geistert bloß im Kopf herum, ohne daß sich etwas löst.

Als nächstes versuchen sie, mit anderen darüber zu sprechen. Aber indem sie ihre angstbesetzte Beziehung zu dem Medienerlebnis vertuschen wollen, kleiden sie die Konversation (die Unterhaltung, das angestrebte «Verarbeitungsgespräch») in eine total emotionslose («coole») Konversationsform («... Mama, rinnt Blut eigentlich immer so langsam?») und werden prompt von vielen Erwachsenen in ihrer eigentlichen Intention – nämlich Angst aufzuarbeiten – gründlich mißverstanden («... Oh ja, weil es langsam gerinnt»). Wie in jedem Montagskindergarten und in jeder Montagsschule zu erleben, bedienen sich Kinder einer ganzen Palette von kommunikativen Techniken, um ihre Fernseh-Ängste aufzuarbeiten. Sie blödeln miteinander über die Inhalte, sie spielen Szenen tollkühn nach, sie übersteigern die Details und – sie sind aggressiv.

Und sicher spülen sie sich damit auch einiges von der Seele.

Aber sehr vieles, was sie erlebt haben, würde mehr brauchen; würde einer Zuwendung bedürfen, die ihre Angst spürt und ihnen bei der Aufarbeitung hilft, mit positiven Kommunikationsformen, in einem quasi-therapeutischen Approach.

Je unzureichender, defizitärer und verwahrloster das Sozialumfeld des Kindes, desto weniger werden ihm diese Möglichkeiten zur Verfügung stehen. Aber wenn die beschriebenen Mechanismen der Angstbewältigung nicht genützt werden können, dann verpuppt sich die Angst. Mechanismen der Angstabwehr, Neurotisierungsmechanismen setzen ein und dann tauchen «Merkwürdigkeiten» im kindlichen Verhalten auf, die die Eltern nun gar nicht mehr mit der ursächlichen Angst in Zusammenhang bringen.

4.3.1 Regression

Angst verpuppt als Regression.

Unter Regression verstehen wir einen Mechanismus, bei dem sich ein Kind infolge besonderer seelischer Belastung plötzlich wieder auf eine frühere Entwicklungsstufe zurückzieht, die schon abgeschlossen war und die nicht mehr seinem biologischen Alter entspricht. Die Ausdrucksformen einer Regression sind mannigfaltig. Denken Sie nur an das Wiederauftreten der Babysprache, in die das Kind seit Geburt des Geschwisterchens wieder zurückfällt, an Daumenlutschen oder an neuerliches Einnässen. Das **sekundäre Einnässen** von Vorschul- und Schulkindern ist ein häufiges kinderärztliches Problem. Für das Einnässen eines Kindes, das bereits über viele Monate tagsüber oder nachts sauber war, kommen neben seltenen organischen Ursachen (wie z. B. Erkrankungen der ableitenden Harnwege) auch seelische Belastungen in Betracht.

Gewisse TV-Inhalte gehören heute zu den stärksten seelischen Belastungen, denen Kinder ausgesetzt sind. Ich habe mehrere Kinder behandelt, die auf die extreme seelische Belastung unverdauter TV-Gewalt mit sekundärem Einnässen reagierten.

Einem Lehrer einer Volksschule fiel auf, daß sich eine seiner Schülerinnen plötzlich von den anderen Kindern distanzierte, mit **Daumenlut-**

schen begann, verstört und verändert wirkte. Als er das Kind nach der Ursache fragte, antwortete das Mädchen bloß: «Werden meine Mama und mein Papa mich töten?»
Der Lehrer war schockiert und bat die Eltern zu einem Gespräch. Glücklicherweise waren sie sehr kooperativ und gingen gemeinsam mit ihm die Ereignisse der letzten Woche genau durch. Dabei fiel auf, daß die Veränderung des Mädchens am vergangenen Sonntag begonnen hatte, nachdem es die TV-Sendung «Sechzig Minuten» gesehen hatte. Es war um ein schwer behindertes Kind mit angeborenen Fehlbildungen gegangen.
Am Schluß dieser Sendung, den auch die Eltern des Mädchen gesehen hatten, waren die Eltern des behinderten Kindes in einer sehr emotionalen Szene zu dem Schluß gekommen, es wäre wohl besser gewesen, ihr behindertes Kind wäre gleich nach der Geburt gestorben.
Aus dem Blickwinkel des Volksschulkindes hatte das Baby im TV in keiner Weise auffallend ausgesehen. Daher war es ihm unverständlich, warum seine Eltern diesem Baby den Tod wünschten. Die Identifikation mit dem Baby im TV und das Unvermögen, dessen Behinderung und dessen Eltern zu begreifen, hatten das Kind so verstört.
Seine Eltern hatten ihm die TV-Szene unglücklicherweise nicht erklärt und gar nicht bemerkt, daß ihr Kind die Szene ganz und gar anders interpretiert hatte [23].

Ein bis dahin psychisch völlig unauffälliger Knabe entwickelt im Alter von 5 Jahren plötzlich panikartige Angstzustände mit Gesichtsrötung, Zittern und Schweißausbrüchen. Einmal äußert er dabei, nicht sterben zu wollen, ein anderes Mal glaubt er, im Turnsackerl «Spinnenfutter» zu sehen. In den folgenden Tagen zieht er sich zunehmend zurück, stellt den ehemals intensiven Kontakt zu seiner siebenjährigen Schwester und zu seinen Eltern praktisch ein und beschäftigt sich nur mehr mit Stofftieren, die er gegeneinander schlägt, während er vor sich hin murmelt. Seine Sprache wird unverständlich und fragmentarisch und er entwickelt motorische Stereotypien, indem er z. B. stundenlang auf ein Spielzeug oder sich selbst auf die Brust klopft.
Während des folgenden Krankenhausaufenthaltes auf einer psychosomatischen Station entwickelt er extreme Trennungsängste. Es wird an eine neurologische Erkrankung (Epilepsie) gedacht.
Erst als auch seine siebenjährige Schwester rasende Angst vor dem Einschlafen entwickelt, «weil sie abends, wenn sie ihre Augen schließen will, immer aussätzige Gesichter sieht», kommt der Verdacht eines TV-Abusus auf, der sich bei genauer Anamneseergänzung bestätigt (TV-Satellitenanlage in der Wohnung der Oma, bei Abwesenheit der Eltern).

Nach acht Wochen absoluter TV-Karenz sind beide Geschwister psychisch wieder unauffällig (eigene Beobachtung).

4.3.2 Depression

Angst verpuppt als Depression.

Die Beta-Welt produziert auf verschiedenste Art Ängste in unseren Kindern.

Erstens sind es die mißverstandenen Inhalte, wie ich sie im Kapitel «die unbemerkte Angst» beschrieben habe. Zweitens sind es die gewalttätigen Inhalte, und drittens jene Inhalte, die eine so düstere, freudlose und beängstigende Zukunft zeichnen, daß sie den Kindern sozusagen jede Vorfreude auf das Erwachsenwerden nehmen.

Nicht nur gewalttätige, sondern auch «aufklärende», «dokumentarische» TV-Inhalte sind also geeignet, das Beta-Kind existentiell zu verunsichern, Angst vor der Gegenwart und Angst vor der Zukunft zu produzieren.

> In einer ausgezeichnet gemachten TV-Dokumentation wird berichtet, daß in Indien immer mehr Frauen wegen zu geringer Mitgift von ihren Männern erschlagen werden, und daß Abtreibungen weiblicher Föten rapide zunehmen (seit die Humangenetik die vorgeburtliche Geschlechtsbestimmung ermöglicht), weil der väterliche Stolz männliche Nachkommen «bevorzugt».

Man muß schon ziemlich erwachsen sein, um an diesem erschrekkenden Bericht nicht zu verzweifeln. Beta-Kinder müssen jeden Tag solche Berichte aushalten, ob als News, als Dokumentationen oder gar als Reality-TV. Und die Menge Angst, die sich dabei anhäuft, über eine so unsichere, trostlose, zukunftslose Welt, macht sie schließlich untröstbar und raubt ihnen jede Zukunftsperspektive.

Denken Sie nur an die unzähligen gutgemeinten, aber für Kinder mitunter bedrohlichen Berichte über unsere gefährdete Umwelt. So ungeheuer wichtig die breite Diskussion über unsere bedrohte Umwelt zweifellos ist – wir dürfen nicht übersehen, daß sie gerade Kindern im Schulalter ganz beträchtliche Zukunftsängste bereitet.

Kein Zweifel, daß es richtig und gut ist, unsere Kinder im Umweltgedanken zu erziehen. Aber sie können durchaus auch überfordert sein, wenn man ihnen bei jedem Handgriff, den sie tun, erklärt, daß davon die Welt zugrunde gehen wird, daß ihre Zukunft eigentlich gar nicht mehr gesichert ist und daß der Zusammenbruch bevorsteht.

«Dies ist die erste Generation von Kindern, der unentwegt erklärt wird, daß Leben auf dieser Welt demnächst unmöglich sein wird» (Die Kinderbuchautorin Ch. Nöstlinger).

Jedes Kind konnte anläßlich der Weltbevölkerungskonferenz 1994 in Kairo in allen Medien die düster-bedrohlichen Aussagen sehen und hören «... in Ruanda sind in wenigen Wochen 1 Million Menschen abgeschlachtet worden, weil infolge starken Bevölkerungswachstums auf einmal zu wenig Platz für alle da war ...», «... die unvermeidlichen Kriege der Zukunft werden Kriege um das Trinkwasser sein ...», «... 20 Prozent der Menschheit verbrauchen zur Zeit 80 Prozent der Energie; wenn die restliche Menschheit denselben hohen Energieverbrauch haben wird, ist ein Leben auf dieser Erde nicht mehr möglich ...» alle x Tage wächst die Weltbevölkerung um 1 Million, alle y Jahre verdoppelt sie sich ...».

Diese Inhalte kommen im Schafsgewand, also in der Verkleidung einer objektiven Dokumentation daher, aber in Wahrheit reißen sie Löcher in die kindliche Seele; und kümmern sich dann nicht mehr um ihre unaufgelösten Ängste.

Auf diese Weise vermag sowohl das einzelne besonders angstbesetzte TV-Erlebnis, als auch chronischer TV-Abusus mit überwiegend existentiell bedrohlichen Inhalten eine depressive Verstimmung eines Kindes herbeizuführen.

Ausgeprägte Formen («Blickdiagnosen») sind selten. Viel eher sind es «kleine» Symptome, die zwar in ihrer Konstellation auf eine juvenile Depression hinweisen mögen, als Einzelsymptome aber wenig typisch sind (Man sollte sich also davor hüten, zwei oder drei Einzelsymptome gleich als TV-induzierte Depression zu deuten!).

Die Kinder kommen morgens kaum aus dem Bett, hängen herum und können sich zu nichts aufraffen, sie wirken unruhig aber entschlußträge und hängen immer irgendwelchen Gedanken nach. Sie gehen bestimmten Situationen aus dem Wege (nicht selten mit einem phobischen Touch oder sogar mit Panikattacken), ihre Gestik und Körpersprache ist reduziert, sie sprechen leise und sind leicht «eingeschnappt». Manchmal haben sie grundlos Tränen in den Augen, aber zu einer affektiven Resonanz mit Ereignissen der Alpha-Welt sind sie kaum imstande. Oft haben sie grundlos den Kontakt zu Freunden abgebrochen und meist zeigen sie einen langsamen Leistungsabfall in der Schule.

Diagnostisch erschwerend ist es, daß die Veränderung des Kindes häufig nicht abrupt eintritt, sondern sich sehr sehr langsam einschleicht («... eigentlich war dieses Kind vor einem Jahr ganz anders, viel fröhlicher»).

Zusätzliche Störungen des Schlaf-/Wachrhythmus und körperliche Beschwerden maskieren gerne die Grundstörung. Dann sind Schlafstörungen (Kap. 4.3.6) und manchmal auch psychogene Schmerzen (Kap. 4.3.4) als Teilsymptome einer Depression zu interpretieren. Die spürbare Beeinträchtigung des seelischen Wohlbefindens, der Leidensdruck dieser Kinder, sollte uns jedenfalls aufhorchen lassen.

Möglicherweise ist die leichte, abortive, aber chronifizierte Form einer kindlichen Depression die weitaus häufigste Folge von TV-Abusus bei Kindern; eine ganze Generation von Kindern, die durch die Schrecken von Sarajewo und Ruanda allesamt zu Sarajewo-Kindern und Ruanda-Kindern mutiert sind.

4.3.3 Aggression

Angst verpuppt als Aggression.

Aggressive Impulse, Wünsche und Handlungen gehören zur Grundausstattung jedes Menschen und sind daher zunächst wertfrei zu sehen. Gewalt hingegen ist eine abzulehnende Ausdrucksform von Aggression, eine externe Kraft, die auf das Individuum unter Überwindung seiner Gegenwehr einwirkt und sich ohne Rücksicht auf dessen körperliches bzw. psychisches Wohlbefinden durchsetzt. Das ständige Erleben von Gewalt provoziert unausgesetzt innere Ängste und ungelöste innere Konflikte. Und es gibt keine Adaptation – also Gewöhnung an eine solche permanente Gewaltbelastung – ohne negative Auswirkungen auf die Persönlichkeit.

Das Beta-Kind wird in diesem ständigen Gewaltmilieu der Beta-Welt de facto chronisch mißhandelt und ist einem Kind gleichzusetzen, das an einem *«battered child syndrome»*, am *«Syndrom des mißhandelten Kindes» (C. H. Kempe)* leidet.

Aggression und aggressive Verhaltensmuster sind nicht unbedingt dasselbe. Aggression ist das, was man innen drin spürt, und aggressive Verhaltensmuster sind das, was man von außen sieht. Und gerade bei Kindern entstehen gar nicht alle aggressiven Verhaltensmuster aus innerer Aggression. Manche sind bloß Imitation von Verhaltensmustern, die sie woanders gesehen haben – zum Beispiel im TV. Kinder imitieren und probieren mit Vorliebe aggressive Verhaltensweisen, die sie woanders gesehen haben.

> *Bettelheim* sagt: *«Viele Kinder genießen aggressive Phantasien nicht nur, sie brauchen sie auch. Sie brauchen Stoff für aggressive und auf Vergeltung ausgerichtete Tagträume, in denen sie ihre feindseligen Gefühle stellvertretend ausleben können, ohne ihre nächsten Angehörigen zu verletzen»* [17].

Also doch Beta-Welt als Märchenersatz, als Lieferant von aggressiven Schablonen, die dem Kind helfen sollen, die eigenen Aggressionen abzubauen? Das liegt sehr in die Nähe der Katharsistheorie*, die irrigerweise davon ausging, die Beobachtung fremder Aggression wirke gewissermaßen entlastend und reinigend und erspare dem Betrachter sozusagen die Aggressionsausübung. Diese Theorie ist heute längst überholt.

Zudem ist TV sehr anders geworden, seit Bettelheim die oben zitierten Sätze vor 15 Jahren schrieb, seit er Fernsehinhalte als

* Die irrtümlich dem griechischen Philosophen Aristoteles zugeschriebene, längst widerlegte Theorie der Katharsis (griech: Reinigung) ging davon aus, daß Ansehen von Gewalt imstande sei, Aggression abzubauen.

willkommenen «Stoff» zur Verarbeitung kindlicher aggressiver Phantasien bezeichnete.

Seither ist die Beta-Welt so eindringlich, so aggressionsgeladen und so verunsichernd geworden, wie es das gräßlichste Märchen gar nie war. Und damit hat die Beta-Welt für das Beta-Kind eine ganz neue, existentiell bedrohliche Dimension bekommen: als Angstproduzent und damit als Produzent von Aggression.

Denn wie die Regression und die Depression, ist die Aggression ein weiterer möglicher Mechanismus, mit dem Beta-Kinder die permanente Bedrohung abzuwehren suchen, mit der sie quasi «Angstarbeit» verrichten. Sie schlagen und toben sich ihre Angst aus der Seele und eigentlich kann kein Mensch mehr unterscheiden, wieviel da jetzt Abbau eigener Aggression – und wieviel «bloß» Imitation von aggressiven Beta-Welt-Schablonen ist.

Die Beta-Welt macht es dem Beta-Kind so unglaublich leicht, seine Kameraden zu schlagen und zu quälen. Sie trainiert es täglich darauf, immer mehr TV-Gewalt zu ertragen, zu akzeptieren, als selbstverständlich hinzunehmen, derweil seine Hemmschwelle zu eigener Gewaltanwendung kontinuierlich sinkt. Eine Lehrerin berichtete mir:

> Ein zwölfjähriger Junge zwingt eine Klassenkameradin, sich rücklings beim Klassenfenster im zweiten Stock hinauszulehnen, packt sie dann an den Knöcheln und hängt sie, die in Todesangst schreit, so weit aus dem Fenster, daß vom Klassenraum aus nur mehr ihre Schuhspitzen zu sehen sind. Nach Gott sei Dank folgenlosem Ausgang des Vorfalls kann der Täter die Frage nach dem Grund seiner Tat nicht beantworten und entgegnet bloß: «Wenn ich ihre Füße ausgelassen hätte? – Kein Problem. Denn schließlich haben wir ja ohnehin noch so eine von der Sorte – nämlich ihre Zwillingsschwester – ha, ha».

Es ist die überbordende, amorphe Masse von Gewalt, die die Hemmschwelle zur Gewaltanwendung immer weiter senkt. Da ist keine Ähnlichkeit mehr zwischen den Märchen und der heutigen Beta-Welt. Oder würden Eltern ihrem Kind jemals fünf oder sechs Stunden täglich die gräßlichsten Märchen erzählen, damit es seine *«feindseligen Gefühle stellvertretend ausleben kann, ohne seine nächsten Angehörigen zu verletzen»*?

Aber warum – wenn die Beta-Welt so großen Schaden anrichtet – sind dann eigentlich nicht alle Kinder, die Angst aus der Beta-Welt erleben, unentwegt fürchterlich aggressiv? Oder anders gefragt: Wovon hängt es eigentlich ab, ob und wie stark TV-induzierte Ängste als Aggression ausgelebt werden?

Erstens von der Menge an Beta-Welt-Gewalt, also der Menge der TV-induzierten Aggression*. Die Beta-Welt erzählt dem Kind eine endlose aggressive Geschichte, aber einige Leute glauben noch immer, daß das die Aggressionen unserer Kinder abbaue.

Zweitens von seiner Sozialumgebung. Ist die Alpha-Welt der Kinder trostlos, leer, kaputt oder gar gewalttätig, dann potenzieren sich Alpha- und Beta-Welt zu einem pathogenen Zoo, aus dem kein Kind mehr psychisch gesund herauskommt. Ist die Alpha-Welt aber im Gleichgewicht, verläßlich und überschaubar, stabil und reichhaltig, dann sind die schlimmen Beta-Welt-Erlebnisse viel eher verkraftbar.

Drittens vom intellektuellen Niveau. Je unterdurchschnittlicher das Beta-Kind in mentaler Hinsicht, desto weniger Werkzeuge stehen ihm für die Verarbeitung seiner Aggression zur Verfügung und desto eher wird es «importierte» (also erlebte) Beta-Welt-Gewalt auch wieder eins zu eins «exportieren» (also anwenden, ausleben).

Viertens hängt einiges vom Geschlecht des Kindes ab: Mädchen interessieren sich primär weniger für den Konsum von TV-Gewalt und neigen eher zu depressiven Reaktionsformen als Folge von TV-Abusus. Bei Knaben steigert TV-Gewalt unzweifelhaft ihre eigene Gewaltbereitschaft.

Fünftens von den kommunikativen Fertigkeiten des Kindes: Das Beta-Kind ist in der Alpha-Welt zuerst einmal verunsichert und mißtrauisch, unbeholfen und daher unberechenbar. Es hat wenig

* Mehr als 90 Prozent aller einschlägigen wissenschaftlichen Untersuchungen stellen eindeutig einen Zusammenhang zwischen erlebter TV-Gewalt und gesteigerter Aggressivität her [32].

kommunikative Routine, wenig Übung im Umgang mit Menschen. Und als kommunikativ unbeholfenes Kind wird es viel eher mit abwertenden als mit wertschätzenden Signalen aus seiner Umgebung überhäuft, erlebt nur wenig Akzeptanz. Die häufige persönliche Abwertung innerhalb seiner Sozialumgebung beantwortet das Kind wieder mit Aggression, erfährt daraufhin neuerlich Abwertung und seine Aggression steigt. Am Ende steht das sozial isolierte Kind, der kleine Outlaw, der nicht weiß, warum ihn keiner mag.

Manche Kinder neigen dann zu einem merkwürdigen Mechanismus der Angstabwehr, den wir als **kontraphobisches* Verhalten** bezeichnen. Diese Kinder vertuschen ihre schwere ängstliche Verunsicherung und ihre Probleme mit Selbstwert und Akzeptanz durch besonders expansives Verhalten. Sie suchen ständig und wie süchtig Gelegenheit, in Gefahr zu kommen, sich tollkühn zu beweisen und sie scheuen dabei weder die ständige Provokation ihrer Kameraden, noch ernstliche Gefahr. Erst plötzliche und unerwartete Verzweiflungsausbrüche nach Bagatellen demaskieren, was niemand hinter all der unerklärlichen Tollkühnheit und überdrehten Waghalsigkeit vermutet hätte: das im Grunde extrem ängstliche, eben «kontraphobische» Kind.

4.3.4 Psychogene Schmerzzustände

Angst verpuppt als körperlicher Schmerz.

Kinder mit Schmerzzuständen, vorwiegend Kopf- und Bauchschmerzen, für die keinerlei organische Ursache gefunden werden kann, wenden sich häufig an den Kinderarzt und Kinderpsychiater. Typisch für psychogene Schmerzzustände scheint es, daß die Kinder sehr schlecht oder sogar widersprüchlich beschreiben,

– seit wann die Beschwerden auftreten,

– wie oft sie auftreten,

* kontraphobisch = gegen die Angst gerichtet.

- wo genau sie lokalisiert sind,
- wie lang sie dauern,
- welchen Schmerzcharakter sie haben,
- was die Kinder jeweils dagegen unternehmen
- und wann sie eigentlich keine Schmerzen haben.

Dazu kommt die Beobachtung,

- daß Kinder mit Schmerzen in ihrem Spiel gar nicht beeinträchtigt scheinen,
- daß sich nicht selten eine zeitliche Bindung der angegebenen Schmerzen an den frühen Abend eruieren läßt und natürlich,
- daß alle organischen Untersuchungen nichts ergeben haben.

Wenn dann in der Anamnese massiver TV-Abusus erhebbar ist, ergibt sich zumindest der Verdacht auf einen Zusammenhang. Und wenn dann eine absolute Fernsehkarenz für sechs bis acht Wochen die Schmerzen wieder ganz zum Verschwinden bringt, dann verdichtet sich im Einzelfall der Verdacht.

Ein neunjähriger Knabe kommt zur ambulanten, später für einige Tage zur stationären Durchuntersuchung wegen ausschließlich gegen Abend auftretender Kopfschmerzen und Schwindelgefühle. Die Durchuntersuchung ergibt keinen Hinweis auf eine organische Ursache, die familiäre Situation ist soweit einsehbar unauffällig. Die Fernsehgewohnheiten des Knaben sind als massiver TV-Abusus einzustufen, wo vorwiegend Papas Horrorvideos konsumiert wurden.

Nach einer absoluten Fernsehkarenz von sechs Wochen sind die Schmerzattacken, die schon stationär deutlich schwächer angegeben worden waren, ganz verschwunden (eigene Beobachtung).

4.3.5 Hyperventilation

Angst verpuppt als Hyperventilation.

Ein achtjähriger Knabe war schon einmal wegen einer unklaren Bewußtlosigkeit stationär behandelt worden. Ein Hinweis auf eine organische

oder psychische Erkrankung war nicht gefunden worden. Einige Monate danach bringen ihn die Eltern neuerlich zur stationären Aufnahme, weil er wieder ohne erkennbaren Anlaß «beim Spielen mit Freunden» bewußtlos von einem Sessel gestürzt sei. Wieder konnte kein erwachsener Beobachter den Vorfall objektivieren.
Im Gespräch zeigt sich der Knabe vorerst schwer zugänglich, was einen gewissen Verdacht auf ein persönliches Geheimnis weckt. Erst im dritten Gespräch stellt sich heraus: Schon vor einem halben Jahr und jetzt wieder hatten ihn drei Freunde in ein leerstehendes Haus eingeladen, um sich dort miteinander Horror-Videos anzusehen. Gleich bei den ersten Szenen war ihm vor Aufregung schlecht und schwindlig geworden, er hatte sich aber vor den anderen geschämt, das zu zeigen und sich «zusammengerissen». Aber auf einmal war ihm schwarz vor den Augen geworden, er hatte sich nicht mehr auf seinem Sessel halten können und dann anscheinend das Bewußtsein verloren.
Auch schon vor einem halben Jahr sei er beim Ansehen eines Horror-Videos bewußtlos vom Sessel gestürzt, nur habe er das damals aus Furcht, bestraft zu werden, verschwiegen. Auf der kinderpsychosomatischen Station habe man ihn in einen Scanner gelegt und dann auf eine Epilepsie getippt (eigene Beobachtung).

Die Hyperventilation, also eine Atmung, die vertiefter und beschleunigter abläuft, als es die körperliche Aktivität erfordert, ist meist Ausdruck großer Emotion. Sie kann durch panische Angst, durch extremen körperlichen Schmerz usw. ausgelöst sein. Im Kindesalter ist jedoch darauf hinzuweisen, daß die Hyperventilation kaum jemals diesen dramatischen oder gar demonstrativen Charakter hat, wie sie Anfang des Jahrhunderts etwa bei der Hysterie beschrieben wurde. Weit häufiger sitzen oder liegen die Kinder still da, und würde man ihre Atmungsfrequenz und -tiefe nicht genau beobachten, man könnte dieses gar nicht dramatische Hyperventilieren leicht übersehen. Und wenn die Kinder als Folge der Hyperventilation dann unvermittelt erbrechen, kann sich das niemand erklären.

Denn erstens verbergen die Kinder ihre Hyperventilation als Ausdruck ihrer panischen Angst («Panic attacks») und zweitens gibt man ihnen in diesem entscheidenden Moment meist den falschen Rat, wie die aufkommende Übelkeit zu bekämpfen sei. Man sagt ihnen «... du mußt schön tief durchatmen» – aber das ist leider falsch und führt das Erbrechen geradezu herbei.

Und dann läuft die Spirale: Angst → Hyperventilation → Übelkeit → verstärkte Hyperventilation → Erbrechen.

Plötzliches «unbegründetes» Erbrechen oder unerklärliche Bewußtlosigkeit kann also manchmal Folge von TV-induzierten Angstzuständen sein, die nicht gesehen oder nicht hinterfragt werden.

4.3.6 Störungen des Schlaf-/Wachrhythmus

Angst verpuppt als Störung des Schlaf/Wachrhythmus.

Einschlafstörungen von Kindern werden gar nicht selten an den Kinderpsychiater herangetragen. Aber kaum ein Elternpaar hat sich selbst schon einmal Gedanken gemacht über TV als möglichen Einschlafstörer, diesem in Wahrheit «schlimmsten Feind kindlicher Seelenruhe». Die überwiegende Mehrheit der Eltern reagiert höchstens baß erstaunt auf die Frage nach den abendlichen Fernsehgewohnheiten der Familie. Meist hatten sie schon das Bett des Kindes erfolglos umgestellt («wegen der Erdstrahlen») oder ein permanentes Nachtlicht brennen lassen und oft hatten sie das Kind wieder zu sich ins Ehebett genommen. (Daß eine Mutter ihrem fünfjährigen Kind angesichts seiner Einschlafängste als Therapie empfohlen hatte, zur Ablenkung den TV-Spät-Krimi anzusehen, möge ein anekdotischer Einzelfall bleiben.)

Wiederkehrende Alpträume. Kinder berichten selten von Alpträumen, sie haben sich schnell daran gewöhnt und vor allem in den ersten sechs Lebensjahren meinen sie, das müsse halt so sein. Eine behutsam erhobene Anamnese zum Zusammenhang von Alpträumen und TV-Inhalten mag hier den Weg weisen. Im Kindesalter gibt es fließende Übergänge solcher Alpträume zum

Pavor nocturnus. Darunter versteht man Schlafstörungen, nicht selten nach sehr erlebnisreichen Tagen, wo die Kinder dann in großer Unruhe und Angst aus dem Schlaf aufschrecken. Sie sind dabei nicht ganz wach und reagieren auf Anrede meist nicht adäquat. Werden die Kinder dann ganz wach, ist «der Spuk» vorbei und sie sind ganz erstaunt. Bei häufigem Pavor nocturnus sollte immer in Richtung TV-Abusus nachgefragt werden.

Durchschlafstörungen sind ein wesentlich selteneres, aber auch gravierenderes Signal und sind – wie wir es von Erwachsenen kennen – manchmal in die Nähe einer depressiven Störung zu rükken (siehe Kap. 4.3.2).

Natürlich hat es auch vor der Ära der bewegten Bildmedien kindliche Schlafstörungen jeder Art gegeben und deshalb ist eine gute kinderpsychiatrische Anamnese weiterhin unerläßlich. Ist diese allerdings auffallend leer, reicht nichts in der Geschichte dieses Kindes aus, um seine Schlafstörung zu erklären, muß überlegt werden, ob TV-Abusus als «Schlafstörer» in Frage kommt.

Denn unser mediales Zeitalter unterscheidet sich von allen bisherigen in diesem Punkt: Heutige Beta-Kinder befinden sich andauernd im Krieg. – Im Golfkrieg, im Wilden Westen, in Ruanda, in Bosnien. Und weil Fernsehen so viel Bedrückendes zeigt und weil Fiktion und Realität dort kaum mehr unterscheidbar sind, darf es nicht wundern, daß so manches Kind nicht schlafen kann. Die unverdauten Brocken aus den letzten drei, vier oder gar tausend Sendungen liegen ihm abends schwer im Magen.

Ich habe Kinder behandelt, die sich nachts nicht mehr auf die Toilette trauten, weil sie dort Fernsehungeheuer vermuteten und Kinder, die tatsächlich glaubten, daß der Mensch prinzipiell immer eines gewaltsamen Todes stirbt.

In die Nähe der Störungen des Schlaf-/Wachrhythmus gehört der

4.3.7 TV-Kater

In Österreich (etwa acht Millionen Einwohner) sitzen um zwei Uhr früh immer noch 20 000 bis 30 000 Kinder vor der Flimmerkiste (Angabe der öffentlich rechtlichen Sendeanstalt ORF), in

Deutschland ist es allnächtlich etwa eine halbe Million Kinder zwischen sechs und 13 Jahren [33] – eine nicht zu vernachlässigende Größe.

Aber auch die, die nach dem Brutalo-Western gegen 22 Uhr versucht haben, einzuschlafen, sind nicht viel besser dran. Denn alle sind sie am nächsten Morgen «TV-verkatert» und hängen in dieser unverkennbaren Mischung aus Unruhe und Abwesenheit, Müdigkeit und Traumverlorenheit («Narrenkastlschauen») ihren gräßlichen Gedanken, ihrer «Angstarbeit» nach.

Mary Winn hat dafür den Terminus *«Syndrom des müden Kindes»* geprägt [34]. Der morgendliche TV-Kater ist meiner Erfahrung nach meist auf die ersten ein bis zwei Schulstunden beschränkt; danach sind die Kinder wieder frischer. Nach Angaben der Lehrer hat der TV-Kater in den letzten Jahren rapide zugenommen (wenn er nach den Wochenenden auftritt, sprechen sie vom «Montags-Syndrom» oder «Montags-Horror»). Häufig sind es daher auch die Lehrer, die anregen, diesen merkwürdigen, unruhigen Abwesenheiten der Kinder ärztlicherseits nachzugehen. Ist der Fernseh-Abusus besonders krass (oder sind die Lehrer besonders aufmerksam), dann kann so ein TV-Kater manchmal tatsächlich an epileptogene Abwesenheitszustände *(Absencen)* erinnern.

4.4 Absencen

Eine typische Absence besteht in einer plötzlich einsetzenden und ebenso plötzlich endenden Bewußtseinspause von etwa fünf bis zwanzig Sekunden Dauer. Währenddessen hält das Kind in seiner Tätigkeit inne (z. B. Reden, Schreiben), «verliert den Faden», schaut ins Leere und setzt die begonnene Tätigkeit danach oft fehlerlos fort. Nicht selten produzieren die Bewußtseinspausen in den Schulheften unerklärliche, ausfahrende Striche.

Absencen rufen zwar eine vollständige Bewußtseinsstörung, aber keinen Verlust des Muskeltonus hervor. Tritt die Absence z. B. während des Gehens ein, bleibt das Kind zwar stehen, sinkt aber nicht zusammen.

Absencen sind medikamentös gut behandelbar und heilen in der Regel später aus. Sie haben nichts mit Konzentrationsstörungen und nichts mit TV-Abusus zu tun.

4.5 Epilepsie

Wenngleich sie selten sind: an der Existenz TV-induzierter epileptischer Anfälle gibt es keinen Zweifel. In alten Lehrbüchern finden Sie das Beispiel von dem Radfahrer, der bei schrägem Einfall des Sonnenlichtes durch eine Allee fährt und plötzlich mit einem schweren epileptischen Anfall vom Rad stürzt. Das rhythmische Licht von der schräg einfallenden Sonne durch die Baumreihen in seine Augen hatten den Anfall ausgelöst.

Heute gibt es zwar kaum mehr Radfahrer in Alleen, aber es gibt analog dazu das Stroboskop, also das rhythmisch flackernde Licht in der Diskothek, und es gibt das TV-Gerät, das mit seiner rhythmischen Bildfrequenz einen epileptischen Anfall auslösen kann.

Epilepsiegefährdeten Kindern wird daher immer zu raten sein, nicht zu dicht vor dem Gerät fernzusehen und schon gar nicht im stockdunklen Zimmer.

Aber mit TV-Abusus haben epileptische Anfälle nichts zu tun. Wenn keine Bereitschaft zu dieser sogenannten «fotogenen Epilepsie» vorliegt – ein EEG (Elektroenzephalogramm) kann hier Hinweise liefern – dann führt auch ein noch so großer TV-Abusus nicht zu einem epileptischen Anfall. Nicht zu verwechseln mit einer Epilepsie sind

Tics. Das sind zwanghafte Zuckungen einzelner Muskelgruppen, die in jedem Lebensalter auftreten können. Im Kindesalter haben sie viel häufiger transienten Charakter als beim Erwachsenen, meist vergehen sie nach einiger Zeit wieder.

Ein sechsjähriger, bisher ganz unauffälliger Knabe entwickelt innerhalb weniger Tage einen Tic, bei dem seine geöffneten Augen ruckartig nach schräg oben gehen und von einem beidseitigen Lidschluß gefolgt sind. Der Vorgang erinnert stark an ein rasches Wegschauen und tritt im Wach-

zustand etwa zwei bis drei Mal pro Minute auf. Von den Eltern ist zu erfahren, daß der Knabe jeweils morgens nach dem Aufstehen das TV-Gerät selbst einzuschalten pflegt «und dann läuft es praktisch den ganzen Tag». Die stationäre neuropsychiatrische Durchuntersuchung ergibt weder einen organischen, noch einen psychischen Anhaltspunkt für den Tic. Allerdings verschwindet er im Lauf der nächsten vier Wochen, in denen vollkommene TV-Karenz eingehalten wird, vollständig.
Für einen Zusammenhang des Tics mit dem TV-Abusus spricht sein unmittelbares Verschwinden während der TV-Karenz und wohl auch seine Charakteristik, die symbolisch stehen könnte für «ich kann nicht mehr hinsehen» (eigene Beobachtung; mittlerweile sind zwei weitere, ganz ähnliche Beobachtungen dazugekommen).

Kinder trainieren es heutzutage geradezu, TV-Brutalität und Grauen aushalten zu können. Es ist eine Art Mutprobe. Wer es aushält, ist «in», wer sich nicht hinzusehen getraut, ein Feigling. Diesem «gesellschaftlichen Druck» ausgesetzt, wäre das Auftreten von Augen-Tics nicht ungewöhnlich.

4.6 Halluzinationen / Illusionen

Halluzinationen (Illusionen) mögen als Folge von TV-Abusus selten sein. Die Eindringlichkeit der folgenden Kasuistik macht diese allerdings berichtenswert:

Ein zwölfjähriger Knabe wird vom Hausarzt mit dem Verdacht auf eine akute Psychose zugewiesen, da er seit einigen Tagen an akustischen Halluzinationen leide. Der Knabe ist zeitlich, räumlich und örtlich vollständig orientiert, insgesamt psychisch unauffällig und berichtet, daß er während der letzten Ferienwochen, wo seine Eltern meist auf dem Feld gearbeitet haben, praktisch den ganzen Tag ferngesehen habe. Unerklärlicherweise höre er nun seit einigen Tagen tagsüber und vor allem abends beim Einschlafen dauernd Geräusche – vorwiegend das Quietschen von Autoreifen, das Zuschlagen von Türen, das Krachen von Schußwaffen und wirres Durcheinander menschlicher Stimmen. Er könne sich diese Geräusche, die ihn nun schon überall hin verfolgten, überhaupt nicht erklären und erlebe sie zunehmend als bedrohlich.
Auf die Empfehlung absoluter TV-Karenz durch vier Wochen werden die akustischen Illusionen in der folgenden zwei Wochen deutlich seltener und sind bereits nach vier Wochen vollständig verschwunden.

4.7 Eßstörungen

«Do we fatten our children at the television set?» lautet der Titel einer der zahlreichen wissenschaftlichen Publikationen zum Thema TV und Übergewicht [35]. Persönliche Erfahrungen mit TV-induzierten Eßstörungen bzw. Ernährungsstörungen fehlen mir. Wenngleich im Einzelfall der kausale Zusammenhang zwischen Eßstörung und TV-Abusus wohl nicht leicht herzustellen sein wird, ist dennoch auf Berichte aus den letzten Jahren zu verweisen, die hier einen möglichen Zusammenhang sehen [36].

4.8 Persönlichkeitsstörungen

Um zum Zusammenhang zwischen TV-Abusus und Persönlichkeitsstörung Stellung nehmen zu können, vorweg einige Vorbemerkungen:

Persönlichkeit ist die Gesamtheit aller emotionalen, sozialen und intellektuellen Wesensmerkmale, mit denen ein Mensch seinem Mitmenschen begegnet. Der Begriff **Emotionalität** beschreibt, wie ein heranwachsendes Kind mit all seinen emotionalen Erlebnissen und Erfahrungen zurechtkommt, wie es gelernt hat, mit seinen Emotionen umzugehen.

Gemeint ist aber nicht die Beobachtung der Emotionen anderer – etwa in der Beta-Welt –, sondern diejenigen, die das Kind selbst, am eigenen Leib und aus persönlichen Gründen durchlebt, in der Kommunikation mit anderen Menschen, ja durchaus auch in der Kollision mit den Emotionen anderer.

Emotionalität eines Individuums wird geformt aus persönlichem und unmittelbarem Erleben und beschreibt seine Fähigkeit, Emotionen zu kanalisieren oder zu unterdrücken, sie zu sublimieren oder den Impulsen freien Lauf zu lassen.

Aber kein Kind kann so etwas aus der Beta-Welt lernen. Zurückhaltung, Entgegenkommen, Konzilianz, Geduld, sich in Gruppen einfügen, sich in jemandes Lage versetzen, – das sind

Begriffe im Zusammenhang mit Emotionalität und Impulskontrolle und das sind wesentliche Parameter der Kommunikationsfähigkeit eines Menschen – aber in der Beta-Welt kann man sie überhaupt nicht lernen. Sie kommen dort zwar dauernd vor, sie werden von den Beta-Welt-Gestalten ständig und möglichst intensiv vorgezeigt und vorgelitten – aber wirklich erfahren kann man sie davon überhaupt nicht.

Sozialisation ist ein Produkt der gesamten sozialen Erfahrung des Kindes mit seinem realen sozialen Umfeld, mit seiner eigenen sozialen Funktion und Rolle, die es aus und in der realen Alpha-Welt gelernt und geübt hat.

Das Kind lernt soziale Vorgänge dort, wo es sie selbst, am eigenen Leib, erleben kann. Aber das Kind lernt dort praktisch nichts oder sogar fehlerhaft, wo es soziale Vorgänge in der Beta-Welt bloß passiv beobachtet. Vieles von dem, was eine normale Sozialisation ausmacht, wird in der Beta-Welt überhaupt gar nicht vermittelt oder widersprüchlich und verzerrt dargeboten.

Beta-Kinder hatten viel zu wenig Möglichkeit, Freiräume physisch und zwischenmenschlich auszuloten, ihre soziale Position innerhalb einer Gruppe auszumachen; sie hatten kaum Gelegenheit, sich mit anderen zu messen (körperlich, geistig, in ihrem Charme usw.). Ist es da verwunderlich, daß sie große Schwierigkeiten haben, sich in Gruppen einzufügen und sich dort wohlzufühlen? Ist es da verwunderlich, daß sie asoziale, ja antisoziale Züge entwickeln?

Die dauernde Vorspiegelung der allumfassenden Machbarkeit und angeblichen Leichtigkeit unserer Welt hat das Beta-Kind überheblich gemacht. Das Dauerfeuer Gefahr hat es ängstlich, unsicher und mißtrauisch gemacht. Die Reizüberflutung und überhöhte Impulsdichte hat es hektisch und unruhig gemacht. Die ewigen Enthüllungen törnen nur mehr ganz kurzfristig an und die Inflation der Emotionen langweilt das Kind zu Tode.

Aber währenddessen hat das Beta-Kind nicht die geringste Sozialisation durchgemacht. Es hat nichts von dem gelernt, was man nämlich nur lernen kann, wenn man selbst mitmacht, wenn man mitten drin ist.

Aus der Transaktionsanalyse stammen die Begriffe *«angepaßtes Kinder-Ich»* und *«dominantes Erwachsenen-Ich»*: Das Beta-Kind hat aus dem TV-Gerät immer nur das passive Belehrtwerden erfahren, in seiner Rolle des angepaßten Kinder-Ich. Und der permanente, überhebliche Informationsfluß aus der Beta-Welt –, die ja immer viel mehr weiß als jedes Lexikon und immer viel mehr gesehen hat, als ein einzelner Mensch jemals sehen kann – das ist das ewig dominante Eltern-Ich.

Das angepaßte Kinder-Ich vor dem dominanten Eltern-Ich – das ist das Beta-Kind vor dem TV-Gerät.

In dieser andauernden Exhibition von Kraft und Allwissen, von Mut und Schönheit, wie sie die Beta-Welt darbietet, muß sich das Beta-Kind immer kraftloser und unwissender, immer mutloser und häßlicher fühlen. Wohl werden Begriffe wie Selbständigkeit, Entschlossenheit und Verantwortungsgefühl in der Beta-Welt ständig erwähnt. Aber das fruchtet nichts, solange das Kind all das nicht auch in der Alpha-Welt – im wahrsten Sinn des Wortes – richtig *be-greifen* lernt, im Widerpart mit dem Gegenüber, in der Kollision mit dem Mitmenschen. Und nicht bloß im Fernsehen.

Intellektualität: Die Beta-Welt ist nicht nur ein Fantasie-Töter, sie tötet auch das kritisch-analytische Denken. Sich mit etwas beschäftigen, einer Sache nachgehen, sie erforschen, sie kritisch hinterfragen, auf Entdeckungsreise gehen, eine Meinung auch einmal revidieren, etwas repetieren, um eine geistige Fertigkeit zu erlangen –, all das sind komplexe intellektuelle Vorgänge, die die Beta-Welt überhaupt nicht fordert, die man dort nicht lernt. Genauso wenig, wie man etwas erlernt, indem man sich ein Buch unter den Kopfpolster legt.

Daran ändern auch die pseudorealen Quiz-Sendungen in der Beta-Welt nichts, die häufig nur eine lächerliche ja/nein-Verballhornung von Realität sind, oder bestenfalls eine auf Multiple-Choice-Form zurückgestutzte Welt abbilden.

Wenn nun Emotionalität, Sozialisation und Intellektualität des Beta-Kindes fehlerhaft ausgeformt, verbildet sind, dann haben wir es durchaus mit einer Störung seiner Persönlichkeit zu tun. Nehmen wir etwa die Aufgabenstellung einer Konfliktbewältigung: Ich habe gesagt, daß die Beta-Welt bei der Darstellung sozialer Vorgänge keine Anlaufzeit und keine Ausklingzeit kennt, daß sie keine Zeit hat, Ursachen und Folgen von Konflikten auszuleuchten. Aber um Konflikte auszutragen, um Streitkultur zu entwickeln, sind das Für und Wider in einem Gespräch, der kontrollierte Impetus, das Nachgebenlernen unverzichtbar. Wir sind für die Alpha-Welt mit einem sehr guten Auge und feinen Ohr ausgestattet, um wahrzunehmen, wie unser Gegenüber in der Interaktion reagiert, welche Aktion unsererseits es mit welcher Reaktion seinerseits beantwortet.

Aber dieses Einschätzen unseres Gegenübers, dieses feine Beobachten seines Tonfalls, seiner Mimik und Körpersprache und auch das Ausloten unserer eigenen sozialen Position lernt man niemals in der Beta-Welt. Man kann dort nicht wirklich lernen, wie man Verantwortung trägt, oder wie man Freundschaft aufbaut und pflegt.

Deshalb sind Beta-Kinder kommunikativ unbeholfen und tragen Züge von sozialer Deprivation. Die Gefängnispsychiatrie weiß, daß sich Sozialkontakte mit der Außenwelt durch nichts ersetzen lassen, schon gar nicht durch das Fernsehen. Aber ein Beta-Kind hat viel zu wenig Kontakte mit der Außenwelt, es ist de facto sozial verwahrlost und eigentlich sollte man von einer «Beta-Deprivation» sprechen.

Nun wäre es unklug und würde mein Anliegen schlecht vertreten, hier Schablonen von Beta-Kindern zu zeichnen und was nach dem jahrelangen TV-Abusus aus ihnen werden müßte. Denn zu viele Variable entscheiden mit, ob sich nun eine Persönlichkeitsstörung anbahnt oder nicht. Ich habe das innerfamiliäre und sozioökonomische Umfeld erwähnt, das Ausmaß und die Auswahl des TV-Konsums vor allem in den ersten sechs Lebensjahren (d.h. vom ersten Lebenstag!), die Wesensart, das Geschlecht und nicht zuletzt die intellektuelle Ausstattung des Kindes*.

Nun stellt sich die Frage: Kann das Beta-Kind in einem gesunden sozioökonomischen Umfeld, also einer gesunden, reichhaltigen Alpha-Welt, einen Konsens zwischen divergierender Alpha- und Beta-Welt herstellen, kann es einen Ausgleich zwischen den beiden oft so widersprüchlichen Welten herstellen?

Oder verhindert ein chaotisches familiäres Umfeld, ein extremer TV-Abusus (also ein riesiges Defizit in seiner Sozialerfahrung) und eine begrenzte intellektuelle Ausstattung einen solchen Ausgleich? Und kann dieses Beta-Kind seine Beta-Welt-Schemata an die Alpha-Welt überhaupt noch assimilieren?

Ich behaupte auf keinen Fall, daß alle Beta-Kinder Persönlichkeitsstörungen entwickeln müssen. Aber ich glaube, daß die Beta-Welt – eben wenn die genannten Umstände ungünstig sind – Persönlichkeitsstörungen fördert, daß sie jedenfalls persönliche Schwächen in der Anlage des Kindes und/oder Schwächen in der Anlage der Familie verstärken kann**.

Ich habe versucht, die Wahrnehmung der Beta-Welt aus dem Blickwinkel das Kindes nachzuvollziehen, mich in die Seele des Kindes zu versetzen. Ich habe versucht, aufzuzeigen, daß die

---

* Die Neigung zu gewalttätigen Problemlösungen scheint bei vielsehenden Kindern mit einer mentalen Retardierung größer zu sein. Möglicherweise empfinden sie die gewalttätigen Lösungsangebote der Beta-Welt besonders leicht erreichbar und erstrebenswert [22].

** Unkontrolliertes TV zu Hause, Vielsehen im Vorschulalter, Gewalt-TV, Eltern, die ihr Kind körperlich züchtigen und gegenüber TV-Gestalten keine Verhaltensalternativen anbieten können – waren in einer einschlägigen Studie Bedingungen, unter denen die untersuchten Kinder kognitiv schlechter, mißtrauischer, ängstlicher waren und weniger Vorstellungsvermögen, mehr Aggression sowie ein schlechteres Anpassungsverhalten in der Schule zeigten [37]. Desgleichen zeigten sich unter 400 männlichen Jugendlichen die Wenigseher (‹2Std./Tag) «... eher körperlich fit und aktiv, extravertierter, emotional stabiler, einfühlsamer, phantasievoller, kontrollierter, selbstbewußter, intelligenter, moralischer und gebildeter als die Mittel- und Vielseher» [38].

Beta-Welt ein mehr oder weniger großer Störfaktor für die kindliche Entwicklung sein kann.

Ob sich aber, und wie deutlich sich eine solche Störung manifestiert, läßt sich für das einzelne Kind kaum vorhersagen. Da geht es um die ewige Frage nach der tatsächlichen Manifestation einer psychiatrischen Störung – in Abhängigkeit von inneren und äußeren Faktoren. Und diese Frage ist genauso schwierig zu beantworten, eine Prognose genauso schwierig wie eben jede Frage zur Manifestationswahrscheinlichkeit einer Krankheit – auch wenn wir eine Gruppe möglicher Auslöser kennen. Sicher ist die Beta-Welt bloß ein Faktor unter mehreren, der für Störungen der Persönlichkeit verantwortlich sein kann. Aber wenigstens für uns Kinderpsychiater ist es höchste Zeit, diesen Faktor auf die Liste der möglicher Krankheitsauslöser und -verstärker zu setzen.

Bei Vorliegen einer kinderpsychiatrischen Störung ist somit ein TV-Abusus besonders dann in Erwägung zu ziehen,

- wenn die einschlägige Anamnese des sozialen Umfeldes keine Erklärung für die psychiatrische Auffälligkeit bietet, sie also nicht hinreichend erklären kann,
- wenn vor allem in Vier-Augen-Gesprächen mit dem Kind sehr konkrete Hinweise auf einen TV-Abusus auftauchen und
- wenn sich die Störung mit einer gezielten therapeutischen TV-Karenz durch einige Wochen eindeutig wieder zurückbildet.

5. Prävention

Es gibt heute unzählige Gruppierungen zum Schutz von Kindern vor allem vor Verletzungen, Mißbrauch oder Gewalt. Und das ist ein großer Fortschritt. Aber nur vage beginnen sich Meinungsträger, Gruppierungen, pädagogisch Interessierte zu formieren, die Kinder zu schützen versuchen vor seelischer Verletzung, seelischem Mißbrauch und seelischer Gewalt, wie sie im Fernsehen tagtäglich präsentiert wird.

Vieles von dem, was auch mein Anliegen ist, wird man nicht sektiererisch und mit Scheuklappen erreichen, sondern nur mit moderaten, ausgewogenen Empfehlungen und realistischen Vorschlägen zur Prävention.

Und die meisten dieser Vorschläge können nur privat verwirklicht werden, im Veranwortungsbereich der Familie. Der Staat (respektive die Staatengemeinschaft) kann bestenfalls einen gewissen Rahmen vorgeben. Innerfamiliäres Fernsehverhalten der Kinder, TV in der Privatsphäre, kann weder staatlich durchgeregelt noch von dort aus kontrolliert werden.

5.1 Im privaten Bereich

Die für Kinder und Erwachsene gleichermaßen totale Verfügbarkeit des Mediums Fernsehen, oft gleichzeitig in mehreren Räumen der Wohnung und praktisch 24 Stunden am Tag, wirft erzieherische Fragen auf, die nur mit großer Verantwortung von Eltern und Erziehungsberechtigten lösbar sind.

Nun hat sich zumindest in Europa die öffentliche Meinung zu Fernsehen und Kindern innerhalb der letzten Jahre etwas gewandelt. Unlimitiertes Fernsehen der eigenen Kinder beginnt nach Sozialverwahrlosung zu riechen und ist daher ein bißchen «out» geworden. Es ist «in» geworden, wenigstens zu behaupten, «... meine Kinder sehen nur wenig fern».

Aber seither ist es deshalb auch unsinnig geworden, Eltern nach den Fernsehgewohnheiten ihres Kindes zu befragen. Denn man bekommt bloß immer die stereotype Antwort: «Mein Kind sieht kaum fern, es spielt fast immer draußen mit anderen Kindern». Ich frage die Kinder deshalb lieber selbst, ganz unvermittelt, nach der grauenhaftesten TV-Szene der letzten Tage, oder nach ganz spezifischen Szenen aus bekannten Brutalfilmen. Wenn sie mir dann prompt und stolz Details zum besten geben, dann ist klar – sie kennen den Film.

Überrascht, schuldbewußt und ganz aus dem Häuschen wenden sich die Eltern dann immer an ihr Kind: «... aber das gibt's doch gar nicht, wo willst Du denn diesen Film gesehen haben?» – oder geben ihre Verantwortung ganz einfach weiter: «... hörst Du, was der Doktor sagt, Du sollst nicht so viel fernsehen!» Aber natürlich konsumieren Kinder so viel TV wie nur irgend möglich.

Beobachten Sie sich einmal selbst vor dem TV-Gerät: Zwar ist es zuerst die Bilderflut, die Sie mit einer großen Kraft in ihren Bann zieht. Aber sollten Sie aus irgendeinem Grund den visuellen Kontakt zum TV-Schirm vorübergehend verloren haben, dann ist es immer der Ton, der Ihre Augen wieder zum TV-Schirm zieht.

Was immer Sie vom TV abgelenkt haben mag, das Essen, die Kinder oder der Hund, immer ist es der im Raum allgegenwärtige TV-Ton, der Sie mit Haut und Haar gleich wieder an die Mattscheibe saugt.

Der TV-Ton hat also eine geradezu potenzierende Wirkung auf das Ausmaß unseres TV-Konsums. Aber dagegen gibt es eine sehr einfache Präventivmaßnahme:

1 Kopfhörer-TV

Kopfhörer kosten heute etwa soviel wie ein Laib Brot oder eine Kinokarte. Aber ihre Wirkung ist unglaublich: Wenn Sie fernsehen wollen, können Sie das tun, aber alle anderen im Raum, die das nicht wollen, bleiben davon verschont. Vom Säugling, der die Krimi-Todesschreie nicht hören muß, bis zum Opa, der das Plumpsen, Klatschen und Quietschen der Trickfilme nicht mitanhören muß.

Ein vierjähriges, ursprünglich gar nicht ängstliches Mädchen will seit einigen Wochen abends nicht mehr einschlafen. Sobald man es zu Bett gebracht hat, scheint seine Müdigkeit wie weggeblasen und über die offene Kinderzimmertüre beginnt es allabendlich Frage- und Antwortspiele, um mit seinen Eltern in Kontakt zu bleiben. Von Woche zu Woche werden die verbalen Kommunikationsrituale immer mehr ausgestaltet und bald dauern sie mehr als eine Stunde («... Mama, bist Du noch da? ...», «... Papa, versprich mir, daß ihr nicht drüben schlaft ...»). Jeden Abend dasselbe Spiel. Die Eltern sind ratlos und bald ziemlich verärgert. Aber ihre Tochter hält eisern an dem «Spiel» fest und versucht jeden Abend mit zunehmender Ausdauer, die akustische Verbindung zu ihren Eltern so lang wie möglich aufrechtzuerhalten. Hier ein Ausschnitt aus dem Gespräch mit dem Kinderpsychiater, an den sich die Eltern schließlich wenden:
«Hat ihr Kind Sorge, daß Sie abends fortgehen könnten?» – «Nein».
«Gibt es Wortgefechte zwischen den Ehepartnern?» – «Nein».
«Ist die häusliche Atmosphäre abends gespannt?» – «Nein».
«Gibt es großen Straßenlärm draußen?» – «Nein».
«Gibt es Partylärm vom Nachbarn, oder eine Disco?» – «Nein».
«Ist es vielleicht totenstill, zu still für das Kind?» – «Nein, das nicht».
«Was also kann ihr Kind abends beim Einschlafen von seinem Bettchen aus hören?» -
«Außer dem TV-Ton eigentlich nichts».
Die Empfehlung an die Eltern, abends ausschließlich nur mehr mit Kopfhörern fernzusehen, bringt die Einschlafstörung des vierjährigen Mädchens innerhalb von sechs Wochen zum Verschwinden (eigene Beobachtung).

Überlegen Sie sich bitte oder probieren Sie es einmal selbst aus, was für dieses Kind abends von seinem Schlafplatz aus zu hören war, von welchen Geräuschen seine Einschlafversuche allabendlich irritiert worden waren. Von quietschenden Reifen und von berstenden Unfallsgeräuschen, von Stöhnen und Weinen, von peitschenden Schüssen, dumpfen Faustschlägen und – von Todesschreien. Ich glaube, man braucht kein riesiges Einfühlungsvermögen, um die Einschlafstörung dieses Kindes nachvollziehen zu können.

Kopfhörer-TV begrenzt den TV-Konsum wenigstens auf die primären Konsumenten. Für diejenigen, die sich im Nebenzimmer aufhalten, oder im selben Raum den Bildschirm nicht einsehen können, ist das TV-Gerät de facto abgeschaltet. Vor allem für sehr kleine Wohnungen, wo das Kind im Fernsehraum schlafen muß, scheint mir das eine einfache, sehr effektive und vor allem unumgängliche Maßnahme.

Der Kopfhörer ist also ein Segen! – Aber es ist zu beachten, daß das Kind in dem akustischen Abschluß der Kopfhörer das Fernsehen eher intensiver erlebt als mit Lautsprecher-Ton. Und außerdem – wenn das Kind die Kopfhörer aufhat, kann die Mutter im Nebenzimmer nicht mehr feststellen, ob ihr Fünfjähriger auf den Porno-Kanal gezappt hat oder nicht. Und gerade, wenn Kinder in ihren eigenen Zimmern vor ihren eigenen TV-Geräten sitzen, sollte man das sehr sorgsam berücksichtigen. Seit wir in unserer Familie praktisch nur mehr mit Kopfhörern fernsehen, ist das TV bei uns sehr still geworden, ist es nicht mehr Zentrum der akustischen Wohnkulisse.

2 Kein Nebenbei-TV

Ich habe unter Kap. 3.3 das Nebenbei-TV erwähnt. Nebenbei-TV ist das, was man mitkriegt, wenn man eigentlich nicht fernsieht, aber doch ständig den Ton hört. Und diese audiovisuelle Dauerberieselung mit Beta-Welt-Signalen beginnt bei vielen Kindern schon mit dem ersten Lebenstag. Nebenbei-TV begleitet den Säugling beim Wickeln, Essen und Schlafen, das Klein- und Vorschulkind beim Spiel und das Schulkind bei seinen Aufgaben. Die Beta-Welt umhüllt das Beta-Kind seine gesamte Kindheit hindurch und gibt die bunte Kulisse ab, vor dem sich sein vergleichsweise graues Leben abspielt.

Kinder sollten entweder fernsehen oder nicht fernsehen. Denn Nebenbei-Fernsehen zerreißt die Zusammenhänge, macht die dargestellte Gewalt noch wesentlich roher, weil uneinfühlbarer und die Unterscheidung zwischen Fiktion und Realität wird – selbst für den Erwachsenen – nahezu unmöglich. Nebenbei-TV ist wie Passivrauchen. Und für Kinder mindestens genauso schädlich.

3 Kein Direkt-TV

Zweierlei Gründe sprechen gegen das «Direktfernsehen», also Fernsehen live aus dem Äther bzw. über Kabel und für die Konserve auf eigenen Videokassetten, um dem Kind die Beta-Welt zu entschärfen.

Erstens führt die Ankündigung bzw. der Titel einer TV-Sendung häufig in die Irre. Der Tierfilm ist in Wahrheit ein Schlachthausbericht und die Reisedokumentation aus fremdem Land in Wahrheit eine herzzerreißende Anklage gegen Hunger und Tod. Und selbst wenn die Sendung mit der Ankündigung übereinstimmt, ist Direktfernsehen für jede böse Überraschung gut. Beobachten Sie einmal, was passiert, wenn die Kindersendung zu Ende ist: So schnell können Sie gar nicht ausschalten, wie die Vorschau für das Abendprogramm da ist und den gewalttätigsten Ausschnitt abgefahren hat. Diese ständigen Vorschauen sind derart raffiniert gestaltet, daß selbst der Erwachsene nicht immer weiß: ist das jetzt noch einmal die Ankündigung der Sendung oder schon die Sendung selbst.

Wie soll denn der Vierjährige Fiktion und Realität auseinanderhalten können, wenn ein Heer von hochkreativen, hochbegabten Werbedesignern jeweils die Sendung und die Ankündigung, den Krimi und die Werbeeinschaltung, bewußt vermischt, wenn sich die beiden immer ähnlicher werden? Direktfernsehen bedeutet die automatische Übernahme all dieser problematischen Eigenschaften des Mediums. Viele davon können Sie mit einer Videoaufzeichnung verhindern. Videokassetten geben Eltern die Möglichkeit, das Material sinnvoll auszuwählen und anzusehen, bevor es die Kinder sehen. Das gibt viel Sicherheit.

Zweitens nehmen Kassettenaufzeichnungen dem Medium viel von seiner Flüchtigkeit, Unwiederholbarkeit und Hektik. Jedes Kind kann, wenn es will, die Videokassette anhalten, in Zeitlupe abspielen, zurückspulen, oder sich alles noch einmal ansehen. Es ist wie mit den Märchen, wenn Vorschulkinder oft wochenlang darauf bestehen, jeden Abend dieselbe Geschichte erzählt zu bekommen. Genauso sehen sie sich mit Vorliebe täglich dieselbe

Videokassette an, wochenlang. Je kleiner das Kind, desto geringer schätzt es nämlich Abwechslung. Das Kleinkind will gar keine Abwechslung. Im Gegenteil kann es meist gar nicht genug kriegen von immer derselben mütterlichen Geste, Handbewegung oder von immer demselben selbstproduzierten Geräusch (denken Sie an den Topf, auf den der Knirps mit dem Kochlöffel schlägt). Und der Vierjährige möchte eben täglich dieselbe Videokassette konsumieren, das ist einfach altersgemäß.

Dieses Drehen und Wenden von Inhalten, dieses immer wieder und wieder Durchgehen der Geschichte, das Wiederholen, scheibchenweise, in langsamem Tempo, das sind alles unglaublich wichtige Techniken kindlicher Kognition und Informationsverarbeitung, die die Beta-Welt normalerweise überhaupt nicht unterstützt. Und die man mit Videokassetten wunderbar machen kann.

Leider kann man Videokassetten auch anders verwenden. Denn man kann sie kopieren, verleihen oder gar verkaufen – und damit die übelsten Inhalte unter die Kinder bringen (siehe Kap. 5.2.5).

Vorwiegend «indirekt fernsehen» sollten hyperaktive Kinder, «langsame» Kinder und alle Kinder unter sechs Jahren.

4 Altersabgestufter TV-Konsum

Eine Kollegin hat mich in einem Workshop einmal gefragt: «Können Sie mir ein plausibles Argument nennen, warum Kinder bis zum sechsten Lebensjahr überhaupt fernsehen sollen. Entgeht den Kindern denn etwas, wenn sie bis zum Schulalter gar nicht fernsehen?».

Ich konnte ihr kein plausibles Argument nennen.

So verzopft es auch klingen mag, aber Kinder versäumen in den ersten sechs Lebensjahren rein gar nichts, wenn sie nicht fernsehen. Sie versäumen genauso viel und genauso wenig, wie sie auch ohne eine Plastikpistole versäumen.

Andererseits: Sie haben Spaß dabei; und das ist durchaus auch ein Argument, das seine Berechtigung haben muß.

Entsprechend diesen Überlegungen schlage ich folgende Richtlinien vor, die allerdings den Inhalt einer Sendung noch in keiner Weise mitberücksichtigen (siehe dazu Kap. 5.2.7):

0 – 3 Jahre: kein TV
3 – 6 Jahre: nur ganz ausnahmsweise oder kein TV
6 – 9 Jahre: max. ½ Stunde täglich, aber nicht regelmäßig
9 – 12 Jahre: max. 1 Stunde täglich, aber nicht regelmäßig
12 – 15 Jahre: max. 1½ Stunden täglich, aber nicht regelmäßig
15 – 18 Jahre: max. 2 Stunden täglich, aber nicht regelmäßig.

An dieser Stelle soll noch einmal kurz auf die therapeutische Reduktion des TV-Konsums bzw. der «TV-Karenz» für einige Wochen oder länger eingegangen werden. Generell ist dies vor allem zur Behandlung mehr oder weniger akutpsychiatrischer Fernseh-Störungen angezeigt und kann hier sehr hilfreich sein. Da diese «Therapie» nur ein Vorschlag sein kann und letzten Endes im häuslichen Bereich verwirklicht werden muß, spielen die Compliance von Eltern und Kind die entscheidende Rolle. Leider münzen Eltern diesen Vorschlag, der mit Strafe überhaupt nichts zu tun haben soll, sehr gern in ein Fernseh-Verbot um: «Hast Du gehört, kein Fernsehen mehr!» Das ist ganz schlecht. Im Gegenteil ginge es für die Familie darum, die TV-Karenz als Chance zur Neuorientierung der vernachlässigten Eltern-Kind-Beziehung zu verstehen.

Und für das Kind ginge es darum, die TV-Karenz als eine Entlastung von einer krankmachenden Wahrnehmungsquelle zu begreifen, als Urlaub vom TV, ja als Freizeit-Gewinn. Nur wenn Eltern von diesem Ansatz zu überzeugen sind, werden sie auch ihr Kind in die Idee miteinbeziehen und motivieren können.

5 Kein Allein-TV

Dieser Vorschlag ist für die ersten sechs Lebensjahre absolut zu verstehen; im Schulalter wird man diese Regel natürlich sukzessive lockern.

Ein Kind im Vorschulalter sollte eigentlich nie ohne Anwesenheit eines Erwachsenen vor der Kiste sitzen [39]. Auch nicht beim Kinderfernsehen. Denn es gibt praktisch kein Kinderfernsehen. Definiert man Kinderfernsehen als etwas, was erstens vom Durchschnittskind der jeweiligen Altersstufe verstanden wird und zweitens für Kinder aller Altersstufen angstfrei genossen werden kann, dann gibt es praktisch kein Kinderfernsehen. Weder sind neuere Trickfilme mit ihrer verulkten Figuren-Zerquetschung Kinderfernsehen, noch sind es Tierfilme mit ihrer ach so lebensnahen «Natur-ist-einfach-grausam»-Lektion.

Wirkliches Kinderfernsehen ist bestenfalls die eine oder andere Realtime-Sendung, also ungeschnitten, ohne jeden Zeitraffereffekt. Aber bei jeder anderen muß man gewärtig sein, daß sie im Schafsgewand daherkommt und in Sekundenschnelle zum reißenden Wolf wird. Ein beliebter Trick von Filmemachern besteht ja gerade darin, den Zuseher mit friedlichen Bildern vorerst in Sicherheit zu wiegen, ihn mit fröhlichen Menschen und idyllischen Bildern einzulullen, um ihm dann den Stromstoß eiskalten Grauens zu versetzen.

Aber wiederum geht es gar nicht nur um das Regie-geplante Grauen, das auf Kinder urplötzlich einstürzt. Wie schon ausgeführt (siehe Kap. 3.3), sind es durchaus auch «harmlose» TV-Inhalte, die das Klein- und Vorschulkind mitunter fehldeutet und dort als Bedrohung erlebt, wo für den erwachsenen Zuseher bestenfalls Information, Unterhaltung oder Dokumentation geplant waren. Beobachten Sie einmal, wieviele Fragen ein Drei- oder Vierjähriger hat, wenn Sie mit ihm gemeinsam fernsehen. Wie oft er von ihnen Aufklärung, Kommentar, Stellungnahme oder Emotion will, um selbst klarzukommen. Das alles hat er nicht, wenn er allein vor dem TV-Gerät sitzt.

«Kein Allein-TV» ist *keine* Einschränkung der persönlichen Freiheit, *keine* Überprotektion des Kindes, sondern eine selbstverständliche Schutzmaßnahme, auf die das Kind genauso Anspruch hat wie auf Schutz vor körperlicher Züchtigung. Eltern sollten ihr Kind in den ersten sechs Lebensjahren genausowenig allein vor das TV-Gerät setzen, wie sie es ja auch kaum allein eine Hauptstraße überqueren lassen.

6 Kein Fremd-TV

Sollten Sie aber unglaublich verantwortungsbewußt und perfekt sein und in Ihrem Wohnbereich bereits glasklare Fernsehregeln für Ihre Kinder haben, dann ist die Sache damit noch lange nicht erledigt. Denn ihre nähere Umgebung ist übersät mit unzähligen TV-Geräten. Besonders bevorzugt werden die Geräte der Großeltern einen Stock höher, mit ihren meist «großzügigeren» Erziehungsrichtlinien. Sehr beliebt ist weiters der große Bruder und die große Schwester, mit denen man allerdings nur solange co-fernsehen kann, solang man sich mit ihnen gut stellt.

Aber auch erzieherische Uneinigkeit der eigenen Eltern wird gnadenlos ausgenützt und spitzt sich zu, wenn die Eltern geschieden sind: Der gemeinsame Sproß ist zu den Wochenenden beim Ex-Partner zu Besuch, wo sein TV-Konsum für den anderen Elternteil kaum überprüfbar ist.

Sind diese TV-Geräte allesamt nicht verfügbar, dann hat das Kind eben einen guten Freund in der Nachbarschaft, mit dem man offiziell immer Fahrrad oder Skateboard fährt, in Wahrheit aber in dessen unbemannte elterliche Wohnung geht, um sich Papas neuestes Horror-Leihvideo reinzuziehen; derweil die Eltern im anderen Haus ahnungslos sitzen und für ihren Sprößling die Hand ins Feuer legen «... das gibt's doch gar nicht, wo willst Du denn den Film gesehen haben?». – Immer war es bei Oma, beim großen Bruder, am Wochenende beim geschiedenen Vater oder beim Nachbarn.

7 Keine freie Programmwahl

Völlig freie TV-Programmwahl ist für Kinder jeden Alters abzulehnen. Sie lassen Ihr fünf-, sieben-, oder neunjähriges Kind ja auch nicht abends nach Hamburg/St. Pauli oder Harlem/N. Y. City, damit es dort die Bars seiner Wahl abklappert. Da das Umschalten auf einen anderen Sender *(«zappen», «channel-hopping»)* bei allein fernsehenden Kindern praktisch unkontrollierbar ist, verweise ich auch auf die «Kindersicherung», die unter Kap. 5.2.9 beschrieben wird.

8 TV nicht als Babysitter

Würden Sie als Babysitter für Ihr Kind einen Schläger, einen Verrückten oder gar einen Mörder engagieren? Ich glaube kaum. Aber genau so ein Babysitter ist Ihr Fernseher! Er ist Schläger, Verrückter und Mörder in einem. Und er führt die Funktion eines verläßlichen Babysitters, der Ihr Kind behütet, ad absurdum. Er schlägt Ihr Kind, er bedroht es und er versetzt es in Angst.

Ich weiß: es ist so einfach, das lästige Kind ruhigzustellen mit der Droge TV. Sogar das Kleinkind schweigt nach stundenlangem Gebrüll andächtig, wenn sie ihn vor den TV-Schirm setzen. Die effektvollste, einfachste Methode, sein Kind über Stunden still beschäftigt zu wissen, ist nun einmal der Platz vor dem TV-Gerät. Aber man muß wissen, wie ungeschützt diese Kinder der Beta-Welt ausgesetzt sind.

> Ein siebenjähriger Junge wird wegen Erbrechens auf einer pädiatrischen Station aufgenommen. Es kann keine organische Ursache für die Erkrankung gefunden werden und er erbricht stationär dann auch nicht mehr. Am dritten Tag erzählt er: «Meine Mama wollte abends ausgehen und hat beim Weggehen gesagt, ich soll fernsehen, bis ich einschlafe. Der Film war aber so grauslich und ich habe solche Angst gehabt. Dann ist mir schlecht geworden und ich habe erbrochen» (eigene Beobachtung).

Sie sollten das TV-Gerät nicht als Babysitter oder Kindermädchen verwenden. Wenn Kinder fernsehen und sich diese Ruhe als Nebeneffekt ergibt, ist dagegen natürlich nichts einzuwenden. Aber Eltern sollten ein sehr schlechtes Gewissen bekommen, wenn sie ihre Kinder regelmäßig vor das TV-Gerät setzen, um endlich Ruhe vor ihnen zu haben oder gar um in Ruhe abends ausgehen zu können.

9 Kein Zeitraffer-TV

Wie unter Kap. 3.2 ausgeführt, sind ungeschnittene TV-Sendungen, in Realtime, heute die große Ausnahme. Es gibt zwar einige Live-Sendungen oder ungekürzte TV-Gesprächsrunden (wenn sie nicht durch brutale Filmausschnitte «angereichert» werden!) oder in einem Stück Aufgezeichnetes und ungeschnitten Gesendetes, aber alles andere wird heute überwiegend geschnitten, also zeitgerafft. Sehr viele Sendungen leben von dieser Technik und sind damit extrem verkürzt und hektisch geworden (Nachrichtensendungen, Werbung, Musik-Videos usw.).

Bestimmte Kinder sollte man vor zeitgerafften Sendungen mehr oder weniger schützen. Es sind das:

- Kinder unter vier Jahren,
- Kinder mit Konzentrationsstörungen,
- sehr lebhafte Kinder und
- Kinder mit Aufmerksamkeitsdefizithyperaktivitätsyndrom (ADHS, siehe Kap. 4.1).

10 Medienerziehung in der Familie

Vieles zum wünschenswerten kindlichen Fernsehverhalten läßt sich nicht in einem Logo, in einem einfachen Gebot oder Verbot formulieren, sondern muß einem Geist, einer Grundhaltung entspringen. Eltern fragen immer wieder, was sie ihrem Kind denn antworten sollen, wenn es argumentiert: «... alle meine Freunde dürfen diesen Film sehen, nur ich nicht!»

Die Antwort ist nicht leicht. Denn der «gesellschaftliche Druck» der anderen Kinder auf das nichtfernsehende Kind ist zweifellos ziemlich groß. Viele im Kindergarten und alle in der Grundschule haben schließlich den Krimi vom Vortag gesehen und kratzen tags darauf am Sozial-Image derer, die den Film nicht gesehen haben. Wer dazugehören will, muß den Film einfach gesehen haben.

Aber das Image des Kindes, das andauernd vor dem TV-Gerät hängt, beginnt in letzter Zeit etwas abzubröckeln und das gibt Hoffnung. Unter den immer heftiger werdenden Anti-Fernseh-Tönen der «Basis» (Eltern, Elternvereine, KindergärtnerInnen, ErzieherInnen, LehrerInnen usw.) wandelt sich das Bild des kleinen Vielsehers – weil Vielsehen nach Einfallslosigkeit, nach Zwanghaftigkeit, nach poor home und nach Sozialverwahrlosung zu riechen beginnt.

Seither kann man von Eltern den tatsächlichen TV-Konsum ihrer Kinder kaum mehr ehrlich erfahren. Nur mehr wenige legen ihn offen, fast alle bagatellisieren ihn mittlerweile («... mein Kind sieht kaum fern ...»). Nur die Kinder selbst, die sind vorläufig noch ehrlich und stolz auf ihren TV-Konsum und derjenige ist der Beste, der am meisten ferngesehen hat.

Ähnlich wie er für das Rauchen in den letzten Jahren bei Erwachsenen eingetreten ist, würde ich mir bei Kindern einen «Image-Verfall» in Sachen TV-Konsum wünschen: «... ich zieh mir doch nicht das ganze Wochenende diesen Blödsinn rein ...», also ein Selbstverständnis, das ausdrückt «... ich habe auch andere Interessen», «... ich bin doch kein verwahrlostes Schlüsselkind».

Aber es ist noch nicht soweit und beträfe wohl auch nur die älteren Kinder. Vorläufig prahlen die noch wie eh und je mit dem Gesehenen. Der absolut grauenhafteste Film ist das Atout – und sticht alle andern aus.

Es war immer Aufgabe von Eltern, für ihre Kinder zu sorgen und sie vor existenziellen Gefahren zu schützen; vor Hunger, vor Verletzung, usw.. Aber seit es die Beta-Welt gibt, ist eine ganz neue erzieherische Herausforderung dazugekommen – nämlich die Kinder vor der Beta-Welt zu bewahren, die so oft im Schafsgewand daherkommt und so unversehens blutig wird.

Medienerziehung ist eine Aufgabe, die ein aktives, unter Umständen restriktives, fälschlicherweise als «altmodisch» eingestuftes Vorgehen verlangt: Die Behütung vor Fernseh-Verletzung. Elterliche Behütung vor bestimmten Beta-Welt-Inhalten ist wie die Behütung eines Mädchens vor Vergewaltigung am Schulweg. Und Erziehung zum Umgang mit Medien verlangt auf einmal wieder diese aktive Behütung, wie in schlimmen Kriegszeiten. Sie verlangt ein aktives edukatorisches Konzept, das die potentiell verletzende Beta-Welt filtert. Das gilt für alle Eltern – gleichgültig, welchem Kulturkreis und welcher sozialen Schicht sie angehören mögen.

Aber so etwas kann nur mit Klarheit von Vorstellungen und elastischer Konsequenz gelingen, wie sie Eltern nicht immer gegeben ist.

Erziehen heißt ja zum einen Vorbild-Geben und zum andern Loslassen-Können, *«in Zärtlichkeit, mit Zuwendung und Zeit» (H. Cermak).* Für elterliche Medienerziehung gilt, was für Erziehung immer gilt: Fernsehverhalten muß erst einmal vorgelebt werden. Und es wird nichts vorgelebt, wenn den Eltern nichts anderes einfällt, als auch den ganzen Tag fernzusehen.

Sicher heißt innerfamiliäre Medienerziehung anfangs auch Kontrolle. Aber bald heißt es auch loslassen, behutsam Verantwortung übertragen. Man kann Kinder nicht vom ersten Lebenstag an frei fernsehen lassen. Aber man kann sie auch nicht bis zum Tage ihrer Volljährigkeit von der Beta-Welt fernhalten und sie dann ins Leben entlassen. Es gibt keine suffiziente Erziehung ohne Medienerziehung. Daher haben wir als Eltern die Aufgabe, unsere Kinder auch an diesen Teil des Lebens heranzuführen, unabhängiges Denken und Handeln zu fördern, ihnen mit zunehmendem Alter mehr und mehr Entscheidungen zu übertragen, ihnen sukzessive Verantwortung in Sachen Beta-Welt zu übertragen.

Und weil sich die Einstellung Erwachsener zum Dauerfernsehen ihrer Kinder langsam ändert, wird es mit jedem Tag ein bißchen leichter, Kindern den Gedanken der Unabhängigkeit von der Beta-Welt positiv zu vermitteln, ihnen Wertschätzung für selektiven Medienkonsum, für bewußte Distanz zur Beta-Welt zu geben.

Es ist auch deshalb ein bißchen leichter geworden, weil in unseren hochzivilisierten Ländern das TV-Gerät als Statussymbol gottlob ausgedient hat.

Was also antworten wir den Eltern auf ihre Frage?

Daß man seinen Kindern sinnvolles, also selektives Fernsehen vorleben kann. Daß man ihnen durchaus ein Selbstverständnis von Nicht-Fernsehen vermitteln kann, so etwas wie Stolz, gewisse TV-Sendungen halt *nicht* gesehen zu haben. Daß man ihnen Freude und Anerkennung vermitteln kann über ihre Unabhängigkeit vom Fernsehschirm, also von der Beta-Welt.

5.2 Im öffentlichen Bereich*

Warum eigentlich haben die letzten zwei Jahrzehnte eine so unglaubliche Eskalation an Medienintensität, an medialer Gewalt mit möglichst unvorstellbar grausamen Inhalten gebracht, warum mußte diese Entwicklung so wenig Klippen überwinden, warum wurde ihr so auffallend wenig Widerstand entgegengesetzt?

Weil es dafür einen ziemlich breiten Grundkonsens der Gesellschaft gibt. Eine öffentliche Akzeptanz der Medien-Gewalt. Man spricht ungern darüber: Aber extreme Beta-Welt-Inhalte werden nur deshalb produziert und angenommen, weil sie den moralischen Grundlinien unserer Gesellschaft nicht mehr wirklich widersprechen. Auch deshalb muß Medienerziehung, wie im letzten Abschnitt ausgeführt, überwiegend innerhalb der Familie, im privaten Bereich, stattfinden. Von staatlicher Seite können nur – aber müssen auch – Rahmenbedingungen vorgegeben werden. Der Staat ist für die Rahmenbedingungen verantwortlich, die den Grundsatz einer «vorrangigen Berücksichtigung des Kindeswohls» sichern. Aber die zentrale Verantwortung für Erziehung, gedeihliche Entwicklung und Begleitung des Kindes in seinem Reifungsprozeß, die ist auf seiten der Eltern bzw. der verantwortlichen Betreuer zu sehen.

Zur Zeit fehlt sowohl auf nationaler als auch auf internationaler Gesetzesebene ein suffizienter Schutz der Kinder vor extremen Inhalten bewegter Bildmedien. Das ist als großer Mißstand anzu-

---

* In den USA regulierte und kontrollierte ein Bundesgesetz und eine «Federal Communication Commission» aus dem Jahre 1934 die Mindest-Sendezeiten für News und politische Information im öffentlichen Interesse, um die Unabhängigkeit des journalistischen Stabes von der geschäftlichen Seite des Unternehmens zu gewährleisten. Dieses Gesetz wurde von Präsident Reagan aufgehoben.

sehen und als echte Rückständigkeit, die vergleichbaren Bereichen des Kinderschutzes um Jahrzehnte nachhinkt.

Zwar existieren internationale Übereinkommen zur Bekämpfung von Mädchen-, Frauen- und Kinderhandel, gegen Kinderarbeit, gegen Folter und andere grausame, unmenschliche oder erniedrigende Behandlung. Zwar ist in vielen Ländern die gewaltfreie Erziehung als Grundprinzip verankert, und die Verherrlichung von Gewalt ist in vielen Ländern per Strafrecht verboten:

Deutschland/§ 131 Gewaltdarstellung; Aufstachelung zum Rassenhaß

(1) Wer ... *Ton- und Bildträger ..., die ... grausame oder sonst unmenschliche Gewalttätigkeiten gegen Menschen in einer Art schildern, die ... eine Verherrlichung oder Verharmlosung solcher Gewalttätigkeiten ausdrückt oder die das Grausame oder Unmenschliche des Vorganges in einer die Menschenwürde verletzenden Weise darstellt,*

(2) *verbreitet,*

(3) *öffentlich ausstellt, anschlägt, vorführt oder sonst zugänglich macht,*

(4) *einer Person unter 18 Jahren anbietet, überläßt oder zugänglich macht, ... wird mit Freiheitsstrafe bis zu einem Jahr oder mit Geldstrafe bestraft.*

(6) *Ebenso wird bestraft, wer eine Darbietung des in Absatz 1 bezeichneten Inhalts durch Rundfunk verbreitet.*

Schweiz/Gewaltdarstellungen

(1) *Wer Ton- oder Bildaufnahmen, die, ohne schutzwürdigen kulturellen oder wissenschaftlichen Wert zu haben, grausame Gewalttätigkeiten gegen Menschen oder Tiere eindringlich darstellt und dabei die elementare Würde des Menschen in schwerer Weise verletzt, herstellt, ... zeigt ..., wird mit Gefängnis oder mit Buße bestraft.*

(2) *Die Gegenstände werden eingezogen.*

(3) *Handelt der Täter aus Gewinnsucht, so ist die Strafe Gefängnis und Buße.*

Europäische Union bzw. Europarat

Fernsehsendungen dürfen keine Programme enthalten, die die körperliche, geistige oder sittliche Entwicklung von Minderjährigen schwer beeinträchtigen können, insbesondere solche, die Pornographie oder grundlose Gewalttätigkeiten zeigen ... ist durch die Wahl der Sendezeiten dafür zu sorgen, daß diese Sendungen von Minderjährigen üblicherweise nicht wahrgenommen werden.

Aber weder die zitierten Gesetze, noch unscharf formulierte Richtlinien z. B. der Europäischen Union bzw. Art. 7 des Europarat-Übereinkommens betreffend grenzüberschreitendes Fernsehen [40] können auf den Gewaltkonsum des einzelnen Kindes eine eindämmende Wirkung haben. Denn währenddessen sitzen in Deutschland Nacht für Nacht an die 500 000 Kinder zwischen sechs und 13 Jahren vor dem Fernseher. Oder holen sich ganz ungehindert aus Mailboxen vernetzter Computersysteme gewaltverherrlichende Nazi-Computerspiele (Dem ist zur Zeit weder technisch noch legistisch beizukommen, man käme damit auch in die Nähe des Eingriffs in anerkannte Grundrechte). Es ist schwer einzusehen, daß in vielen Ländern bei der derzeitigen Gesetzeslage jeder Verkäufer in einem Sex-Shop bestraft wird, wenn er einem einzigen Unmündigen einschlägige Darstellungen vorführt. Und zur selben Zeit führt man Millionen von Kindern in denselben Ländern dieselben Darstellungen nachtaus nachtein ungehindert vor. Offensichtlich sind diese Gesetze also nicht effektiv vollziehbar und vor allem für diejenigen, für die sie gemacht wurden – also für Kinder –, ganz und gar ungeeignet. Denn gerade kleine, also besonders schutzwürdige Kinder können gar nicht beurteilen, ob die gezeigte Gewalt nun verherrlicht oder verurteilt wird; ob sie nun «*... das Grausame oder Unmenschliche des Vorganges in einer die Menschenwürde verletzenden Weise*» darstellt oder nicht. Den meisten dieser gesetzlichen Raster liegt nämlich der Gedanke vom Schutz des Kindes *vor dem Erwachsenen* zugrunde. Deshalb sind sie auch völlig ungeeignet als Schutz des Kindes *vor der Beta-Welt*, als einer neu entstandenen «Rechtsperson», die physisch gar nicht faßbar ist. Nach *Schmidtchen* [41] umfaßt kindliches Wohlbefinden zumindest die Befriedigung der Bedürfnisse

- physiologischer Art,
- nach Schutz,
- nach einfühlendem Verständnis,
- nach körperlicher und seelischer Wertschätzung,
- nach Anregung, Spiel und Leistung,
- nach Selbstverwirklichung und
- nach Bewältigung existentieller Lebensängste.

Dem unlimitiert der Beta-Welt ausgesetzten Kind werden diese Bedürfnisse aber keineswegs erfüllt. Im Gegenteil, das Kind wird dem Sinne nach schwer vernachlässigt. Nach juridischem Verständnis liegt Vernachlässigung oder Verwahrlosung dann vor, *«wenn Kinder von Eltern unzureichend ... beaufsichtigt und/oder vor Gefahren geschützt werden»* [42]. Das «UN-Übereinkommen über die Rechte des Kindes» forciert ausdrücklich die internationale Zusammenarbeit, *«... da den Problemen nur im Wege wechselseitiger internationaler Unterstützung, grenzüberschreitender Kooperation und Koordination befriedigend begegnet werden kann»* [43].

Die Ausgestaltung ausreichender, international abgestimmter Richtlinien wird die Synopsis und Kooperation aller Fachkräfte und Institutionen über Jahre erfordern, so wie es Jahrzehnte gedauert hat, vom bloßen Kinderschutzgedanken bis hin zu einer effizienten und halbwegs ausreichenden gesetzlichen Regelung dieser Materie zu gelangen.

Die folgenden (präventiven) Anregungen erheben daher keinerlei Anspruch auf Vollständigkeit.

5.2.1 Ausarbeitung (inter)nationaler Abkommen zum Schutz des Kindes vor Informationen, die seine Entwicklung beeinträchtigen

Die große Mehrheit der Menschen, die mit Kindern zu tun haben, scheint mit der unlimitierten Darstellung extremer Medieninhalte ganz und gar nicht einverstanden. Aber im Kontext öffentlicher Akzeptanz hat das offensichtlich kaum eine Auswirkung auf die Legislative. Nach Art. 17 lit. e der Europäischen Konvention zum Schutz der Menschenrechte haben die Vertragsstaaten zwar «... *die Erarbeitung geeigneter Richtlinien zum Schutz des Kindes vor Informationen ..., die sein Wohlergehen beeinträchtigen, zu fördern*» [44].

Der weltanschauliche Impetus aber, der politische Wille bis zur Gesetzesreife, ist vor dem Hintergrund öffentlicher Akzeptanz medialer Gewalt zur Zeit offensichtlich nicht vorhanden. Solange die Menschen an der Basis sich dafür nicht wirklich einsetzen, wird allen Ausschüssen die Spannkraft fehlen. Nationale und internationale Richtlinien zum Schutz des Kindes vor bestimmten Informationen müssen anwendbar sein, wenn sie nicht Lippenbekenntnisse bleiben sollen, das heißt, sie müssen in gesetzlichen Rahmenbedingungen ihren Niederschlag finden, müssen auch vollziehbar sein. Die Forderung nach der großen persönlichen Freiheit des Individuums als stolzer Kern unserer westlichen Demokratien darf nicht auf Kosten unserer Kinder gehen.

Daher ist es unzureichend, wenn grobe Verstöße von TV-Sendeanstalten gegen gesetzliche Rahmen nur vergleichsweise lächerliche Geldstrafen nach sich ziehen. Im Extremfall muß es auch möglich sein, die Sendeberechtigung zu entziehen*.

---

* In Deutschland dürfen Spielfilme höchstens alle 45 Minuten für Werbung unterbrochen werden, TV-Serien schon nach mindestens 20 Minuten; in Kindersendungen ist Werbung verboten, wird aber von den Sendern umgangen, indem Kindersendungen wie z. B. «Fred Feuerstein» in «Familiensendungen» umgetauft werden.

Aber auch wenn solcherart gesetzliche Rahmenbedingungen optimal funktionierten, hätte das nur begrenzten Nutzen, beträfe es doch immer nur TV-Sendungen mit gewalttätigen Inhalten. Das ist aber nur ein Aspekt des Problems. Der andere Aspekt betrifft – wie ich versucht habe zu zeigen – die Dauerexposition mit bestimmten TV-Inhalten. Ein einzelner Vorabendfilm mag bezüglich seines Gewaltpegels für ein Kind vielleicht noch akzeptabel sein – die Summierung von solcher Gewalt über den ganzen Abend, über die ganze Woche und über die ganze Kindheit ist sicher nicht mehr akzeptabel. Zudem betrifft die unheilvolle Kumulation die Hektik in der Beta-Welt ebenso wie ihre absolut unrealistische Impulsdichte, vor allem seit der Verfügbarkeit so vieler TV-Programme.

An diesem Punkt werden die Grenzen legistischer und lenkender staatlicher Eingriffe deutlich: Sie vermögen – und sind auch dazu aufgefordert – mit Abkommen und Gesetzen auf nationaler und internationaler Ebene schützende Rahmenbedingungen zu schaffen – die negativen Auswirkungen eines TV-Abusus auf das einzelne Beta-Kind in seinem privaten Kontext werden sie damit niemals gänzlich verhindern können.

5.2.2 Medienerziehung

Eltern, Kindergärtnerinnen, Lehrer, Erzieher usw. – alle sollen sie zu den Medien erziehen – und sind dabei vielfach überfordert. Also Erziehung zur Medienerziehung. In den Ausbildungsrichtlinien der betreffenden Berufe wird in Hinkunft in verstärktem Maße nicht nur den Möglichkeiten, sondern mehr noch den Gefahren bewegter Bildmedien Rechnung zu tragen sein. Medienerziehung ist ja nicht die Lehre von den Tricks, wie man Kinder von medialen Gewaltdarstellungen fernhält.

Ich habe versucht, darzustellen, daß es vor allem für sehr kleine Kinder gar nicht nur um Gewaltdarstellungen geht, sondern um eine Fülle von negativen Effekten, die mit der Art der Darstellung gar nichts zu tun haben, meist gar nicht zu Lasten der Produzentenseite gehen. Medienerziehung muß daher *alle* für das Kind persönlichkeitsformenden bzw. potentiell krankmachenden Aspekte beleuchten und erzieherische Möglichkeiten ausarbeiten helfen.

Ich stelle mir vor, daß Seminare, Workshops und Fortbildungsreihen über Bildmedien für Eltern und alle einschlägigen Berufe zur Selbstverständlichkeit werden und daß sie nicht nur über teure Privatinitiativen, sondern auch von öffentlicher Seite angeboten oder wenigstens organisiert werden.

5.2.3 Wissenschaftliche Studien zu den Auswirkungen bewegter Bildmedien auf die kindliche Entwicklung

Rechtsstaatliche Prinzipien enthalten durchaus auch Normen, die als Fakten allgemein anerkannt sind, obwohl sie niemals im engeren Sinne wissenschaftlich bewiesen wurden.

Ob folgende obskure Vorschrift nun richtig oder falsch ist – bisher hat wohl noch niemand einen konkreten Wissenschaftsbeweis dafür gefordert, daß ein österreichisches Kind unter 14 Jahren wirklich seelischen Schaden nimmt, wenn es «beim Besuch von Freistilringkämpfen und Boxkämpfen nicht von einer Aufsichtsperson begleitet wird». So aber lautet ein österreichisches Gesetz [45].

Ebenso wäre die Forderung unangebracht, bewegte Bildmedien sollten eine De-facto-Immunität genießen, bis deren negative Auswirkungen auf das Kind «mit Sicherheit wissenschaftlich bewiesen sind». Nach heutiger Auffassung von Wissenschaftlichkeit sind zwar für aufgestellte Behauptungen zu den Auswirkungen medialer Botschaften auf die Entwicklung des Kindes nachvollziehbare und reproduzierbare Beweise zu fordern.

Aber Wissenschaftlicheit, wissenschaftliche Nachweisbarkeit hat – wenigstens zur Zeit noch – dort ihre Grenzen, wo es sich um ein multifaktorielles Geschehen handelt und der untersuchende Wissenschafter die Gewichtung der einzelnen Faktoren wiederum selbst vornimmt. Gerade die Auswirkungen bewegter Bildmedien auf die Entwicklung eines heranwachsenden Kindes sind so ein komplexes dynamisches System mit zahllosen Wechselwirkungen und Rückkoppelungen. Aber selbst wenn man für Studien zu diesen Fragen hochkomplexe Computer-Simulations-Modelle verwendete, der Wissenschafter müßte die einzelnen Variablen doch wiederum subjektiv gewichten. Und damit wären die Ergebnisse ebenso umstritten wie die Computermodelle zur Prognose des Treibhauseffektes. Und sie würden immer kontroversiell diskutiert; weil die Gewichtung der Variablen – also der entscheidenden Schlüsselpunkte solcher Studien – der subjektiven Einschätzung einzelner Wissenschafter obliegt.

Trotzdem oder gerade deshalb ist zur Klärung der Zusammenhänge zwischen TV-Abusus und kindlicher Entwicklung intensive Forschung auf dem Gebiete der Entwicklungspsychologie, Soziologie, der Kommunikationswissenschaften und nicht zuletzt der Kinderpsychiatrie angezeigt.

Das «Committee on Communications» der «American Academy of Pediatrics» hat hierzu bereits im Jahr 1990 ausdrücklich gefordert [46], Forschungen zu den Auswirkungen audiovisueller Botschaften auf das Kind besonders zu unterstützen.

In den Überlegungen zu diesen Auswirkungen gibt es allerdings eine grundsätzliche Ungenauigkeit nahezu aller Medienpädagogen und -soziologen, was die Definition von «Gewalt» und «Action» anbelangt. Diese Definitionen sind Definitionen Erwachsener und aus der Sichtweise von Kindern so nicht haltbar. Wird unter Gewalt in erster Linie offensichtliches Schlagen, Verletzen oder Töten eines Mitmenschen aus niedrigen Motiven verstanden, so spürt der Drei- bis Vierjährige vielleicht schon dort Gewalt, wo der Clown die Torte ins Gesicht bekommt oder der Spaßvogel die Treppe hinunter stürzt. Und vice versa sieht das «routinierte» Beta-Kind vielleicht kaum mehr Gewalt, wenn der hundertste Indianer in einem Western vom Pferd geschossen wird.

Gewalt – aus der Sicht Erwachsener – ist also keineswegs gleichzusetzen mit Gewalt aus der Sicht eines Kindes.

Ähnlich verhält es sich mit dem Begriff «Action», was urprünglich bloß «Bewegung» bedeutete – Bewegung von Darstellern, Kamera und Schnitttechnik. Heute fallen unter diesen Begriff schnelle Bilder, wo Menschen einfach nur herumtollen ebenso wie rasende Zweikämpfe in Tiefgaragen auf Leben und Tod. Längst wird unter dem Begriff «Action» nicht mehr nur das Tempo von Darstellern und Kamera subsumiert, sondern mehr und mehr superlative Orgien von Destruktion. Kaum eine «Action», wo nicht serienweise Menschen abgeschlachtet und möglichst viel, möglichst teure, möglichst unwiderbringliche und möglichst geliebte Dinge zerstört werden.

Entscheidend sind also nicht die produzentenseitigen Genre-Kategorien «Gewalt» und «Action». Entscheidend ist, welche Botschaft beim Kind ankommt. In der Seifenoper läuft ja möglicherweise nicht nur die tränenrührige Liebesgeschichte, sondern allzu oft auch vollkommen unverständliche Sexualität. Und in der Dokumentation wird nicht bloß brave Wissensvermittlung abgespult, sondern urplötzliche nackte Gewalt, die das Kind nicht erwartet hat und die es deshalb ganz unvorbereitet trifft. TV-Material einfach nur auf die Menge an «Gewalt» und «Action» zu untersuchen und danach ihre Wirkung auf Kinder zu bemessen, ist daher unzulässig ungenau. Für Forschungsvorhaben muß man differenzieren,

- daß auch gewaltfreie Szenen besonders von kleineren Kindern unter bestimmten Umständen als Gewalt erlebt werden,
- daß trickfilmartige Clownerien, von denen alte Klamauk-Filme und Slapstick-Komödien überquellen, von kleineren Kindern sehr häufig als Gewalt fehlgedeutet werden und
- daß praktisch alle Action-Szenen heutiger TV-Sendungen tatsächlich rohe Gewalt enthalten.

Wissenschaftliche Studien zur Wirkung von audiovisuellen Botschaften auf das Kind sind aus der Perspektive des Kindes anzulegen*. Und müssen daher auch der Frage nachgehen, unter welchen Umständen ein und dieselbe Sendung welche Emotionen auslöst, wen sie unterhält, verunsichert oder gar existenziell bedroht.

Von den TV-Machern wäre zu wünschen, daß sie den «Spartenmix» möglichst meiden, daß sie innerhalb einer Sendung eine gewisse Spartenspezifität einhalten. Damit eine Sendung nicht im Schafsgewand einer «Familiensendung» daherkommt – und dann unversehens zum Sexshop oder zum Exekutions-Szenario mutiert.

5.2.4 Fernsehfreie Zonen

Kindergärten und ähnliche Einrichtungen, aber auch Warteräume, Shopping Centers usw. sollten möglichst ein Hort der Fernseh-Abstinenz sein und bleiben. Versuche, Beta-Welt-gestreßten Montagskindern im Kindergarten mit selektiven TV-Angeboten bei der Aufarbeitung ihrer Wochenendhölle zu helfen, sind natürlich zu begrüßen. Und *Wolfgang Longardt* hat in seinem Buch *«Bilderflut und Kinderaugen»* in konkreten Beispielen gezeigt, wie Kinder mit langsam laufenden, wiederholbaren Bilderfolgen lernen sollen, die hektische Beta-Welt zu verarbeiten [15].

Auf der anderen Seite muß man sich überlegen: Wenn nun auch schon im Kindergarten – aus welchen Gründen immer – ein TV-Gerät läuft, dann wird der «fernsehlose» Freiraum, also der Freiraum ohne Beta-Welt immer winziger; schrumpft zuletzt auf einige Tagessekunden in der Toilette und im Lift. Deshalb meine ich, daß der Kindergarten ein «Hort der Fernsehlosigkeit» bleiben sollte, eine TV-Karenzanstalt, in der alle Kinder wenigstens einen

* Der Autor führt zur Zeit ein Forschungsprojekt durch, das bei Kindern versucht, während der Perzeption von audiovisuellen Botschaften Parameter des vegetativen Nervensystems, wie sie Biofeedback-Geräte registrieren können, zu messen, um die Wahrnehmungsverarbeitung des Kindes und seine emotionalen Reaktionen zu objektivieren.

kleinen Teil von ihrem Alpha-Welt-Defizit, das sie am Wochenende entwickelt haben, ausgleichen können. Der Kindergarten bekommt damit eine geradezu neue Funktion: als eine «TV-Abstinenzanstalt», wo Beta-Kinder analog unserem Verständnis etwa für Alkohol-Abusus wenigstens halbtags einen «TV-Entzug» machen können.

Aber die bloße TV-Karenz allein genügt nicht mehr, wenn Kinder jeden Montag fernsehgestreßt, körperlich übermüdet, seelisch ausgelaugt, verängstigt und verunsichert wieder in die Alpha-Welt des Kindergartens zurückkehren. Man muß sie «auf ihrem Weg aus dem Krieg» herausbegleiten, in Gesprächen und in Spielen, die etwas von dem nachholen, was dem Beta-Kind vor dem TV-Gerät so sehr fehlt: das Ausprobieren von Handlungsalternativen, das Durchspielen anderer Möglichkeiten und Wege, das verändernde Eingreifen, das Hinterfragen und das Beantwortetwerden. Damit der Zerrspiegel Beta-Welt in der Kindergarten-Alpha-Welt wenigstens ein bißchen zurechtgerückt wird.

Und eben weil das beileibe keine leichte Aufgabe für die Betreuerinnen im Kindergarten ist, wird ihre Ausbildung und ihre Fortbildung danach auszurichten sein, wird eine Adaptierung und Ergänzung der entsprechenden Ausbildungs- und Fortbildungsrichtlinien einzurichten sein.

5.2.5 Verkauf / Verleih von Videokassetten

Würde ein alkoholkranker Vater sein Kind täglich alkoholisieren, läge im Sinne des Gesetzes eine «ernste Gefahr für das Kindeswohl» vor, mit allen rechtlichen Konsequenzen.

Wenn aber Eltern ihren (– und anderen! –) Kindern regelmäßig den Zugang zu Hardpornos und Horrorvideos und ähnlichem ermöglichen, dann liegt meiner Meinung nach ebenfalls «ernste Gefahr für das Kindeswohl» vor. Aus diesem Gedanken leitet sich die Notwendigkeit klarer gesetzlicher Richtlinien ab. Sie betrifft nicht nur den gewerblichen Verleih und Verkauf entsprechender

Produkte, sondern muß auch den Begriff der unterlassenen Sorgfalt des Erziehungsberechtigten umfassen, wenn er nicht verhindert, daß Minderjährige diese Produkte ansehen, weiterverleihen oder gar vervielfältigen (etwa, weil sie schlecht oder gar nicht verwahrt wurden).

Dasselbe muß in zunehmendem Maß für Darbietung, Verleih, Verkauf und Vertrieb von brutalen Computerspielen gelten, gleichgültig, ob im privaten Bereich oder etwa in Spielsalons.

5.2.6 Selbstbeschränkung der Sendeanstalten

Ich glaube nicht, daß es einen Verlust für eine Sendeanstalt bedeuten würde, sich in Sachen Medien-Gewalt Selbstbeschränkungen aufzuerlegen und diese auch zu deklarieren. Hier sei auf die zumindest gute Absicht des österreichischen öffentlich-rechtlichen Senders «ORF» hingewiesen, der im April 1993 die Grundsatzerklärung *«Die Haltung des ORF zu Gewalt und Obszönität in Radio und Fernsehen»* herausgegeben hat. Zu wünschen wäre allerdings eine Konkretisierung der in solchen Papieren niedergeschriebenen Absichtserklärungen.

5.2.7 Standardisierte Kennzeichnung von Medienprodukten

Noch einmal soll hier unterstrichen werden, daß es keineswegs nur um gewalttätige Medieninhalte geht. Wie ich unter Kap. 5.2.9 und 5.2.10 ausführen werde, ist es technisch bereits machbar, mit elektronischen Geräten bestimmte Sendungstypen (Werbung, Gewalt) auszublenden. Aber damit wäre unseren Kindern nur zum Teil gedient. Denn es geht auch um die vielen anderen medialen Botschaften, die sie beunruhigen und verunsichern.

Die ständigen Horrorvisionen von der ökologischen Zukunft unserer Erde beispielsweise oder die ach so wirklichkeitsgetreuen Greuel aus der Tierwelt (sogenannte «Tierfilme») oder die generelle Fehlinformation bewegter Bildmedien zur Wahrscheinlichkeit bestimmter bedrohlicher Ereignisse (siehe Kap. 3.8). Auch um solche TV-Inhalte geht es, denn sie alle sind für das Kind – je nach Alter – oft ziemlich schwer verdaulich.

Aus dieser Sicht informieren die gängigen reichbebilderten TV-Programmzeitschriften bisher meist völlig daneben: Denn sie informieren wohl über das Genre, ob es also um eine Talkshow oder einen Zeichentrickfilm, eine Nachrichtensendung oder einen Krimi oder gar um eine sogenannte Kindersendung geht. Aber sie informieren nicht darüber, wie schwer das Drei-, Vier- oder Fünfjährige daran zu kauen hat, wieviel es von seiner maximalen Kapazität für Negativ-Informationen für diese Sendung «verbraucht». Und sie informieren nicht darüber, wie hoch die Impulsdichte der Sendung ist und das vielleicht ohnehin schon hyperaktive Kind weiter *«beunruhigt»*.

Einen erfreulich innovativen Ansatz, wie man den Konsumenten über Art und Qualität von Kindersendungen informieren kann, habe ich im TV-Nachrichtenmagazin «TV Today» mit der sogenannten Kinder-Ampel entdeckt: Besonders geschulte Redakteure bewerten TV-Material nach Verständlichkeit, Fantasie, Kindgerechtheit, nach Themenvielfalt und Aufmachung und ordnen es dann den drei Kategorien «Gewaltfrei», «Spaß» und «Lernen» zu. Im Blattinnern wird dann eine sogenannte «Kinder-Ampel» abgebildet, mit einem roten Smiley für «mies, abschalten», einem gelben für «ganz ok» und einem grünen für «empfehlenswertes Highlight».

Aber weil es nicht einzig und allein um «Gewalt» bzw. «Gewaltfreiheit» geht, möchte ich folgendes anregen:

Stellen Sie sich einfach eine Mutter vor, die eine andere Mutter möglichst gut über die Tauglichkeit einer TV-Sendung für deren fünfjähriges Kind informieren möchte: Sie wird sinngemäß sagen: «Dein Kind ist fünf Jahre alt. Und ich glaube, daß es mit dieser halbstündigen Sendung etwa 80 Prozent seiner täglichen Fassungskraft, seiner seelischen Kapazität verbraucht; um diese schnellen Bilder und schwer verdaulichen Informationen aufzuarbeiten, damit sie ihm nicht abends beim Schlafengehen schwer und unverdaut im Magen liegen».

Und genau das sollte eine sinnvolle standardisierte Information zur Eignung von TV-Inhalten für Kinder beinhalten: Eine klare Aussage, die den Grad der verunsichernden Inhalte, den Grad der Hektik und den Grad der Gewalttätigkeit beurteilt, ihn in Relation zur jeweiligen Altergruppe setzt und danach bemißt, wieviel Prozent seiner «Tagesbelastbarkeit» das Kind in einem bestimmten Alter mit dieser Sendung «verbraucht». Für eine halbstündige Sendung könnte die Information z. B. lauten:

> 6.–9.Lj: 80%; 9.–12.Lj: 60%; 12.–15.Lj: 40%; 15.–18.Lj: 20%; allein: ≥7. Lj.

So eine Information würde in einer TV-Programmzeitschrift eine Zeile pro Sendung ausmachen und hätte immerhin darüber informiert,

- ab welchem Alter die TV-Sendung überhaupt akzeptabel ist, hier also frühestens ab sechs Jahren,
- wieviel «seelische Kapazität» sie in der jeweiligen Altersgruppe verbraucht und
- ab welchem Alter das Kind die Sendung allein sehen könnte, wenn das nicht anders möglich ist.

Auch eine grafische Darstellung derselben Information wäre ziemlich leicht zu lesen und eher noch aussagekräftiger:

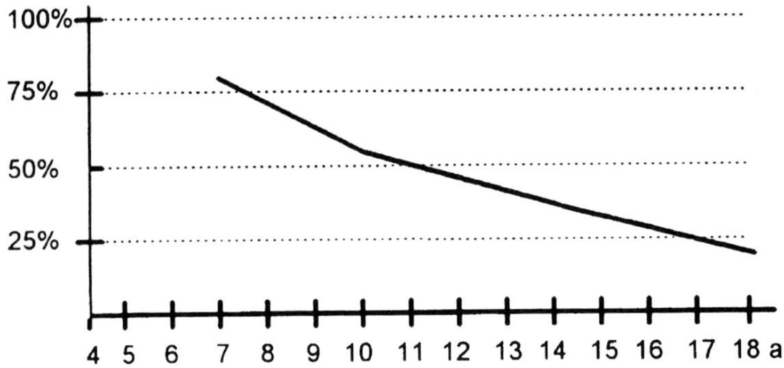

Die Skizze zeigt eine Kurve, die für die einzelnen Altersstufen angibt, wieviel Prozent der Tagesbelastbarkeit eines Kindes eine bestimmte TV-Sendung in Anspruch nimmt.

Vorstellbar wäre die Etablierung permanenter, übergeordneter, also von einzelnen Sendeanstalten unabhängiger Gremien, bestehend z. B. aus unabhängigen Kinderpsychologen, Pädagogen und Kinderpsychiatern, die TV-Sendungen nach den genannten Kriterien beurteilen.

Ebenso wie die VPS-Codierung («**V**ideo **P**rogramming **S**ystem») technisch in kürzester Zeit zu verwirklichen und zu verbreiten war, ist am Beginn jeder TV-Sendung ein fix integrierter Code denkbar, der in der Art eines Vorspanns am Bildschirm erscheint und die oben formulierten Items enthält. TV-Programmbeilagen von Printmedien könnten diese Beurteilung ebenfalls obligat enthalten.

Ich könnte mir vorstellen, daß eine solche Orientierungshilfe von Millionen verunsicherter, aber verantwortungsbewußter Eltern und Erziehungsberechtigter gerne angenommen würde.

5.2.8 Öffentliche Förderung kindgerechter TV-Sendungen

Förderung von wirklich informativem und unterhaltsamem Kinderfernsehen, das TV-Inhalte auch wirklich kindgerecht vermittelt, ist heute die Ausnahme; wohl auch, weil die Produzentenseite keinen Anreiz zur Produktion solcher Sendungen sehen kann. Daher würde es sicher hilfreich sein, solche Produktionen finanziell zu unterstützen und in Form von Auszeichnungen, vergeben von Fachjurys und verbunden mit einem Imagegewinn, anzuerkennen.

5.2.9 TV-Kindersicherungen

Seit es Zimmer mit Türen gibt, gibt es auch Schlösser an diesen Türen, um den Zutritt dorthin abzusichern. Jede Balkonverriegelung, jede Steckdose und jede Medikamenten-Box haben heute ihre Kindersicherung. Um Kinder vor der Gefahr einer körperlichen Verletzung zuverlässig zu schützen, haben sich Zulassungsbehörden, ausgeklügelte Prüfverfahren und Unfallverhütungsgruppen etabliert. Aber es ist kaum zu glauben: Destruktive und seelenverletzende TV-Inhalte sind für alle Kinder dieser Welt frei und unreglementiert zugänglich.

Dabei wären geeignete Sicherheitsvorkehrungen für Kinder sehr einfach möglich: Die interne Schaltlogik eines einfachen Videorekorders verhindert heute mikroprozessorgesteuert und zuverlässig, daß sich das Band durch Fehlbedienung verwickelt oder gar abreißt. Und jeder Videorekorder ist heute so programmierbar, daß er sich exakt zum Beginn der Sendung ein- und am Ende wieder ausschaltet. Ähnlich könnte ein Mikroprozessor arbeiten, der integriert in jeden gewöhnlichen Videorekorder und in jedes gewöhnliche TV-Gerät als eine Art «Kindersicherung» funktioniert*. Nun wurde in den Vereinigten Staaten unlängst ein Mikrochip zum Einbau in TV-Geräte entwickelt, der so programmiert werden kann, daß er gewalttätige oder pornographische TV-Szenen ausblendet. Die Idee dieses sogenannten Violence-Chips («V-Chips») basiert auf einem freiwilligen Bewertungssystem aller TV-Programme, das gewalttätige oder pornographische TV-Szenen klassifiziert und sie mit einem Signal versieht. Sobald der im TV-Gerät eingebaute Prozessor dieses Signal erkennt, schaltet er TV-Bild und -Ton ab.

Nachdem die US-amerikanische Firma «Arista Technologies» schon 1994 das Gerät «Commercial Brake» präsentiert hat, das bei der Wiedergabe von Videoaufzeichnungen Werbespots automatisch überspringt, hat seit 1995 nun auch die deutsche Firma «System Trade Consulting» ein zusammen mit der deutschen Telecom entwickeltes Gerät («TV-Aktiv») im Programm, das Video-Aufnahmen von TV-Sendungen automatisch unterbricht,

---

* Seit kurzem werden «TV-Geräte mit Kindersicherung» angeboten, die den Konsum einzelner TV-Kanäle nur mittels Passwort erlauben. Es bleibt abzuwarten, ob sich das als «Kindersicherung» bewähren wird.

solange Werbeeinschaltungen laufen. Das System funktioniert, indem professionelle Beobachter TV-Programme rund um die Uhr verfolgen und für die Dauer der Werbespots einen Code in den Computer eintippen, der über einen Langwellensender (55,25 kHz) von jedem Konsumenten mit Hilfe eines Decoders zu empfangen ist. Der steuert dann den heimischen Videorekorder und geht bei Werbespots einfach auf Pause. An eine Erweiterung des Code-Systems auf andere Genres ist gedacht – eine Chance am Horizont für denkende Seher.

Der Unterschied der Geräte ist klar: Die amerikanische Chip-Entwicklung setzt voraus, daß der Sender gewillt ist, mit dem TV-Programm auch den Code mitzusenden, die beiden anderen Entwicklungen sind senderunabhängig. Denn Ausmaß bzw. Auswahl der codierten Parts stehen in keiner Abhängigkeit von der (Werbe) industrie.

Diese Entwicklungen sind sehr erfreulich, allenfalls könnte man die Idee folgendermaßen erweitern: Erstens sollten diese Einrichtungen während der TV-Sendung auch das Umschalten auf einen anderen Kanal verhindern und zweitens sollte ein automatisches Abschalten am Ende der Sendung garantiert sein. Der technische Aufwand hierfür fiele nicht ins Gewicht, der Effekt wäre groß. Wenn Kinder schon allein fernsehen, wäre durch diesen programmierbaren Chip ausgeschlossen, daß sie

- Gewalt- und/oder Pornoszenen konsumieren,
- während der Sendung den Kanal wechseln und
- nach dem Ende der einen Sendung die nachfolgende konsumieren.

Nun lebt die Werbeindustrie ja davon, daß sie Einschaltquoten und Umschaltquoten des Senders kennt*. Je mehr die Leute während

---

* Anekdotisch sei hier angemerkt: Die mit der Quoten-Messung beauftragte deutsche Gesellschaft für Konsumforschung (GfK) war unlängst einem Computerfehler aufgesessen: Irrtümlich hatte der Computer alle

einer Sendung auf einen anderen Sender umschalten, desto weniger ist sie bereit, dem Sender für ihre Werbeeinschaltungen zu bezahlen. Sowohl Sender als auch Industrie werden Ideen zur Eindämmung der Werbung daher mit aller Macht und allem verfügbaren Raffinement entgegentreten. Und tatsächlich sind sie teilweise zu umgehen – dann nämlich, wenn Werbung mehr und mehr mit dem ursprünglichen Sende-Inhalt verschmilzt, wenn Werbe-Produkte innerhalb anderer Sendungen angeboten werden und kein noch so raffinierer Code die beiden auseinanderhalten kann.

5.2.10 Weitere technische Möglichkeiten

TV-Sender akquirieren ihre finanziellen Mittel aus der Werbung oder aus Seherbeiträgen, in Ausnahmefällen aus öffentlichen Mitteln*. Wenn wir in einigen Jahren an jedem Punkt der Erde bis zu 500 TV-Kanäle empfangen können, werden diese 12 000 Sendestunden täglich über die Werbung allein schwerlich finanzierbar sein. Und damit werden Zugriffsberechtigungen auf bestimmte TV-Programme (Pay-TV) in Hinkunft stark an Bedeutung gewinnen. Diese Zugriffsberechtigungen werden normalerweise über Empfangsgeräte abgewickelt, die ein kodiertes TV-Signal entschlüsseln. Wer bezahlt, hat den Empfang. Wer nun aber letztlich die TV-Sendung konsumiert – ob Vater, Oma oder Sohn –, das ist ein anderes Kapitel. Aber genau darauf will ich hinaus:

Moderne personenbezogene Zugriffsberechtigungen werden weder Schlüssel noch Eintrittskarte, weder Kreditkarten- noch alphanumerische Codes haben, die ja allesamt ziemlich leicht austricksen sind. Sie werden absolut personenbezogen sein, um ein Individuum mit Sicherheit vom anderen unterscheiden zu können.

---

600 Testfamilien, die in Wahrheit die verschiedensten Programme gesehen hatten, ausschließlich den Programmen RTL und RTL 2 zugeordnet. Nach Entdeckung und Korrektur des Fehlers war der Verlust an Werbegeldern für die anderen geschädigten TV-Sender nicht mehr wieder gutzumachen.

* Wie zum Beispiel der französisch-deutsche Kultursender «Arte».

Ein Beispiel hierfür wäre der Pupillenabdruck, der vergleichbar dem Fingerabdruck einen Menschen verläßlich identifiziert.

Technisch ist eine wirklich personenbezogene Zugriffsberechtigung also gar kein Problem. Warum also sollte es unmöglich sein, sich am Beginn von bestimmten TV-Sendungen – z. B. gewalttätigen – mittels elektronischer Identifikation die Zugriffsberechtigung zu holen oder mit dieser wenigstens die Verantwortung für den anschließenden Medienkonsum zu übernehmen.

Damit das nicht mißverstanden wird: Selbstverständlich muß es den Verantwortlichen im privaten Bereich, also meist den Eltern, überlassen bleiben, ob sie nun diese Identifikation ein- oder ausschalten; keinesfalls darf sie zwingend und schon gar nicht verfolgbar sein. Selbstverständlich muß die Nutzung eines solchen technisch-elektronischen Sicherheitsschlosses gegen den unlimitierten TV-Zugang zum schweren Schaden eines Kindes letzten Endes der Verantwortung des einzelnen Erwachsenen überlassen bleiben.

Aber Millionen von verantwortungsvollen (berufstätigen) Eltern wäre es mit dieser technischen Sicherung in die Hand gegeben, bestimmte TV-Sendungen an ihre physische Anwesenheit zu binden. Zumindest wäre das Argument «... was soll ich als Berufstätige(r) denn dagegen tun, daß die Kinder in meiner Abwesenheit das TV-Gerät einschalten ...» nicht mehr stichhaltig.

Zum Vergleich der beiden Vorschläge: Mit dem programmierbaren Chip wäre man in der Lage, bestimmte (gewalttätige/pornografische) Szenen auszublenden. Auf die Menge des TV-Konsums hätte das keinen Einfluß. Außerdem: Ausgeblendet würden immer nur die offensichtlich gewalttätigen bzw. pornographischen Szenen. Szenen, die ohne konkrete physische Gewalt auf weit subtilere Weise grauenhaft sind, würden nicht ausgeblendet. Das ist eigentlich nicht anders, als ob man seinem Kind einen grauenhaften TV-Film zeigt und ihm während der Szenen mit nackter physischer Gewalt die Augen und Ohren zuhält. Besser als nichts – aber zum Schutz unserer Kinder vor der Beta-Welt keinesfalls ausreichend.

Demgegenüber geht die personenbezogene Identifikation vor

bestimmten TV-Sendungen von einem anderen Grundgedanken aus. Hier entscheiden Eltern (als Zugriffsberechtigte) für jede Sendung, ob und was die Kinder in ihrer Abwesenheit sehen – und sie übernehmen die Verantwortung, ob und was in ihrer Anwesenheit konsumiert wird.

6. Ausblick

6.1 Die Datenautobahnen

Mit dem derzeitigen Bau der Datenautobahnen (synonym: Information Super Highway, Data-Highway, Info-Highway, I-Way) kommen wir unzweifelhaft an eine mediale Zeitenwende. Diese Leitungen schaffen eine Datenmenge von etwa zwei Megabyte pro Sekunde und erlauben damit die digitale Übertragung von Bild und Ton in Echtzeit. Das läßt eine totale Vernetzung der Fernseh-, Video- und EDV-Welten erwarten*. Sie wird dem Endverbraucher eine unüberschaubare Zahl von kommunikativen Möglichkeiten zur Verfügung stellen**.

Denn Datenautobahnen werden bald den gesamten Globus umspannen und Datenbanken, Zeitschriften, Bilder und elektronische Post ins Wohnzimmer liefern. Fax, Modem, (interaktives) Fernsehen, Radio, Telefon, Bildtelefon, Computer-Shopping, Banking, Satelliten-Navigation für Autos und andere Übertragungstechniken werden miteinander zusammenwachsen. Die Verschmelzung all dieser Technologien mit der Hollywood-Welt wird rasch Wirklichkeit werden und eigentlich ist es mit den neuen digitalen Möglichkeiten (special effects) nur mehr eine Frage der Zeit, bis der nächste Film mit Humphrey Bogart oder James Dean in der Hauptrolle da ist.

---

* 1995 waren in Deutschland ca. die Hälfte aller TV-Geräte mit Kabel versorgt, in Belgien knapp 90 Prozent; ca. 20 Prozent der deutschen Haushalte wurden über Satellit gespeist, in Italien noch nicht einmal 1 Prozent.

** Laut dem Baseler Prognos Institut werden die Deutschen im Jahr 2000 etwa 15 Millionen PCs, 19 Millionen Kabel-, 3–4 Millionen Multimedia-Anschlüsse haben und insgesamt etwa 112 Milliarden DM für Kommunikation ausgeben.

Fernsehen wird im riesigen Informationsnetzwerk nur mehr ein Dienst unter vielen sein: Niemand kann zur Zeit die gesamte Palette all dieser Anwendungsmöglichkeiten überblicken und vorhersagen, wie sich unsere Welt damit verändern wird. Erst die Fantasie von Millionen Anwendern wird das voll zur Entfaltung bringen. Denn erst wenn die Menschen damit täglich umgehen, wird sie das beflügeln, neue Ideen zu entwickeln, was man damit sonst noch alles machen kann.

500 TV-Programme für den einzelnen Konsumenten sind nicht mehr fern. Und da es für den einzelnen Sender dann nur mehr vergleichsweise wenige Zuseher zu verteilen gibt, würden die Werbeeinnahmen eines einzelnen Senders im Vergleich zur heutigen Situation ins Bodenlose sinken*. Sender könnten sich dann entweder mit Billigprodukten über Wasser halten oder aber ihr Heil in Koproduktionen suchen (Ich meine: Koproduktionen nicht von verschiedenen Sendern miteinander, sondern von verschiedenen Industriezweigen). Da die Zeit für Werbeeinschaltungen zwischen oder innerhalb einzelner Sendungen ziemlich begrenzt ist, müssen Inhalte von Sendungen immer mehr zur Werbefläche werden, die Darsteller immer mehr mit den Werbegestalten verschmelzen.

Was Telly Savalas als Kojak mit seinem Lolly-Lutscher aufgeführt hat, ist sehr ausbaufähig: Das Zauberwort heißt Telepromotion, der totale Einbau von Werbung in absolut jedes Genre, das untrennbare Ineinanderfließen von Spiel-Handlung und Werbe-Gag. Niemand – und schon gar nicht ein elektronischer Chip – soll noch auseinanderhalten können, ob nun im Moment gerade die Filmhandlung abläuft oder die Szene der Werbung dient oder beidem.

Aber so wie im Radiobereich Sender für kleine Zielgruppen ihren festen Platz haben (z. B. für geografische, berufliche, ethnische

---

* Im Jahr 1995 flossen laut Werbeagentur Saatchi&Saatchi weltweit etwa 262 Milliarden Dollar in die Werbung, für Europa wären das geschätzte 79 Milliarden Dollar.

oder Interessens-Gruppierungen), bahnt sich im TV-Bereich Ähnliches an. Es scheint sich zu lohnen, viele kleine Zielgruppen mit eigenen Kanälen zu bedienen, denn regionale TV-Sender können sich leisten, über eines der wichtigsten Grundsätze großer audiovisueller Medien hinwegzugehen: Das Programm muß nicht für jedermann interessant sein, muß nicht Majoritäten und Minoritäten gleichermaßen ansprechen. Indem es sich ausschließlich um bestimmte Themen kümmert und bloß für eine kleine Zielgruppe aktuell zu sein braucht, ist es für diese oft viel aktueller und ansprechender als das gleichmacherische Globalprogramm, das sich ständig mit allem an alle wenden muß, «damit die Quote stimmt».

Wenn es wahr ist, daß das Interesse an immer neuen Gameshows, Billigserien, Action-Streifen und flachsinniger Zwangsheiterkeit kontinuierlich nachlassen wird, dann werden sich die Menschen diesem Regional-TV bzw. Sparten-TV vermehrt zuwenden*.

> Time Warner, der Welt größter Medienkonzern, plant ein Netz von Lokalsendern über Deutschland.
>
> Der Waschmittel-Konzern Procter & Gamble, der die Serie «Springfield Story» produzierte, lieferte die Werbe-Einblendungen dazu gleich mit.
>
> Und der Musikgigant Time Warner stellte zwecks optimaler Verbreitung seiner Musikproduktionen gleich seinen eigenen TV-Sender, den Musikkanal «Viva», zur Verfügung.

Spartensender für News, Spielfilme, Rock, Business, Bildung, Sport, Catchen, Frauen, klassische Musik, Kultur, Kinder oder Dienstleistungen bedienen selektiv bestimmte Interessensgrup-

---

* Nach einer Studie der deutschen Telecom aus dem Jahre 1994 werden sich die TV-Gewohnheiten in den nächsten 10 Jahren deutlich verändern: die Menschen werden deutlich weniger Stunden herkömmliches TV konsumieren (von 33,6 auf 27 Milliarden), sie werden viel mehr Pay-TV (von 0,28 auf 9 Milliarden), viel mehr Teleshopping, Video on demand und Videogames (von 0 auf 4 Milliarden) konsumieren. Herkömmliche TV-Programme werden dabei etwa 20 Prozent ihrer Kunden verlieren.

pen*. Nicht ausgeschlossen, daß sich die großen überregionalen Sender angesichts dieser zunehmenden Profilierungs- und Spezialisierungtendenz auf wirklich überregionale Themen zurückziehen. Eine solche Komplementarisierung wäre erfreulich, hätte doch ihre Prostitution damit ein Ende, die da ruft: «Wir sind für alle und alles, wir schlagen alles über einen Leisten, bei uns wird jeder gleich bedient».

Daneben wird sich das Pay-TV, vom Kunden bezahlt und daher werbefrei, entwickeln. Aus wirtschaftlicher Sicht ist es als Vorteil solcher «Ausstrahlungen für geschlossene Gesellschaften» zu sehen, daß man sie zwei-, drei- oder gar viermal senden, «recyclen» kann. (Finanziell) ganz unabhängiges Fernsehen wird sich dann möglicherweise nur mehr in einer sehr kleinen Home-Video-Nische halten können und – wenn überhaupt – in einem winzigen l'art pour l'art-Winkel.

6.2 Interaktivität

Datenautobahnen, die für heutige Begriffe so riesige Datenmengen transportieren können, werden mit Sicherheit die Möglichkeiten des interaktiven TV revolutionieren.

> In weniger als 10 Jahren wird man voraussichtlich mit zigarrettenschachtelgroßen Computern Geldüberweisungen tätigen, das Fernsehtelefon wird Normalität und es wird möglich sein, EKGs, Röntgen- und Ultraschall-Bilder tausende Kilometer vom Patienten entfernt von Spezialisten befunden zu lassen.

Zur Zeit wird unter Interaktivität aber hauptsächlich die Möglichkeit verstanden, innerhalb einer Sendung in den Handlungsverlauf folgendermaßen eingreifen zu können: Der analoge (lineare) Film kann ja jeweils nur eine, im wahrsten Sinne des Wortes vorge-

---

* Service-Kanäle wie etwa der «preview channel» in den USA oder «ZAP-TV» in Deutschland werden als elektronisches Programmheft, als Wetter-, Reise- oder als Tele-Shopping-Kanäle usw. angeboten.

fertigte Handlungslinie gehen. Der interaktive Film hingegen bietet dem Zuseher an bestimmten Schlüsselstellen den Reiz aktiven Eingreifens. Ein Beispiel:

Darsteller 1 stellt an Darsteller 2 eine Frage: ein interaktives Medienprodukt würde nun z. B. anbieten:
Anklicken A: Ängstliche Antwort von Darsteller 2
Anklicken B: Brave Antwort von Darsteller 2
Anklicken C: Brutale Antwort von Darsteller 2.

Noch ist das also ein ziemlich niedriges Niveau gestalterischen Mitwirkens, aktiven Eingreifens in eine Handlung, auf einem sehr sehr einfachen Fantasieniveau und noch weit entfernt von echter, tatsächlicher Interaktivität. Im besten Fall kann Karlchen mit seiner Computer-Maustaste oder Fernbedienung den Mord bejahen oder verneinen, für Happy-end oder Bruchlandung sorgen – ein wirklich echtes Mitspielen, ein aktives Kommunizieren ist das nicht.

Der interaktive Film «Mister Payback» läßt den Zuschauer alle 90 Sekunden per Knopfdruck die weitere Handlung entscheiden; das macht insgesamt 350 Varianten des Films. Aber sie variieren nur die Demütigungen der Hauptdarsteller. Nichtsdestotrotz ziehen auch solche Magervarianten von Interaktivität die Massen an: In Brasilien (mit seinen mehr als 100 Millionen Menschen) können die Menschen in der TV-Show «Você Decide» («Sie entscheiden») per Telefon über den Ausgang des TV-Dramas befinden. Das muß wohl so faszinierend sein, daß diese erfolgreiche Show des Konzerns TV-Globo, dem nach ABC, NBC und CBS viertgrößten Mediengiganten der Welt, in mittlerweile mehr als 30 Ländern über die Bildschirme flimmert.

Interaktive Medien garantieren zwar mit Sicherheit eine neuerliche Riesenexpansion der Elektronikbranche, aber von echter Kommunikation ist das alles noch meilenweit entfernt.

Jedenfalls werden interaktive Produkte ein unglaubliches Geschäft werden, brachten sie doch schon 1993 etwa 5,5 Milliarden Dollar ein, das ist mehr als der konventionelle Kinofilm.

Mit Interaktivität wird aber vor allem «video on demand», also die persönliche Auswahl von Sendungen, möglich. Man konsumiert nicht mehr das, was einem vorgesetzt wird, sondern was man sich ausgewählt hat*. Und die Auswahl wird im Zeitalter der Datenautobahnen die gesamte Palette aller TV-Produkte umfassen. Vom alten Schwarz-Weiß-Film bis zur aktuellen Sportübertragung und von der TV-Fortbildungsreihe bis zum interaktiven Reisebericht wird per Fernbedienung (Maustaste) alles abzurufen sein. Konsumiert wird dann nicht mehr das, was der Sender gerade sendet, sondern das, was sich der einzelne Konsument hereinholt.

Hier wird meiner Einschätzung nach die eigentliche Revolution interaktiver Medienzukunft stattfinden. Denn von da an wird der Seher nicht mehr zur passiven Konsumation verdammt sein, zur Inhalation dessen, was ihm «die Fernsehgewaltigen» vorsetzen. Er wird zum ersten Mal, seit es bewegte Bildmedien gibt, eine gewisse Eigenverantwortlichkeit erhalten, eine echte Chance zur Mitgestaltung, indem er aus einer riesigen Angebotspalette selbst auswählt.

6.3 Bildkultur

Es hat Jahrhunderttausende gebraucht bis zum ersten Bild, dann Jahrtausende bis zum ersten Foto, dann Jahrzehnte bis zum ersten bewegten Bild und dann nur mehr Jahre bis zu den farbigen Laufbildern. Das Tempo unserer Welt steigt, und die technischen Utopien der Bildmedien von gestern haben uns längst überholt. Aber Bilder, auch Laufbilder, bleiben doch nur ein Abklatsch der Wirklichkeit – auch wenn neuere technische Entwicklungen auf dem Sektor unleugbar dazu beitragen, daß diese Bilder immer intensiver, wirklichkeitsgetreuer und vereinnahmender werden.

Virtuelles Studio: Mehr und mehr bewegen sich TV-ModeratorInnen während der Sendung in einer virtuellen Studio-Umgebung, die in Wirk-

* Der deutsche Nachrichtensender «n-tv» hat 1995 begonnen, in einem Modellprojekt zum interaktiven TV News, Text- und Bildinformationen auf Knopfdruck anzubieten.

lichkeit gar nicht existiert. Der wilde Regenwald, die fantastischen Architekturen und Wasserspiele, die der Zuschauer sieht, werden längst von einem Computer als dreidimensionale Grafiken generiert. Unterdessen steht in einem leeren, blau eingefärbten Raum, der als Projektionsfläche für die Computergrafiken dient, das einzig reale an der Sendung: die/der ModeratorIn.

Animation: Seit ein Heer von Zeichnern die ersten Zeichentrickfilme handgefertigt hat, mag sich vieles verändert haben, aber im Kern ist es dasselbe geblieben: Einzelne Bilder werden von menschlicher Fantasie entworfen und zu Bildfolgen und Handlungen zusammengesetzt, die es so in Wirklichkeit niemals gegeben hat. Mehr und mehr übernehmen heute superschnelle Rechner diese Arbeit – und den Abenteuern im Kopf sind bald keine Grenzen mehr gesetzt.

Blue screen: Spätestens seit Tom Hanks 1994 dem 22 Jahre vorher ermordeten J.F. Kennedy in «Forrest Gump» eindeutig die Hand schüttelte, weiß man um die Möglichkeit unmöglicher Begegnungen zwischen Menschen. Leistungsstarke Rechner werden diesen Trick in einigen Jahren sicher ziemlich blaß aussehen lassen, wenn ganze Filme mit längst verstorbenen Darstellern «neu gedreht» werden …

Warping: Auch hier werden «künstliche», meist auf einem Rechner kreierte Bildteile in reale Filmaufnahmen einmontiert.

Masken: Noch werden Gesichter und Körper von menschlichen Ungeheuern in aufwendiger, stundenlanger Handarbeit von wahren Künstlern ihres Genres mit Latex, Schaumstoff und Kunsthaut bis zur Unkenntlichkeit verbildet. Hochleistungsrechner werden in wenigen Jahren die virtuelle Verwandlung von Darstellern einfacher, effektvoller und vor allem schneller bewerkstelligen.

Morphing: Morphing bezeichnet (im Sinne von «Metamorphose») die stufenlose Verwandlung eines Bildes in ein völlig anderes. Spätestens seit Michael Jacksons Videoclip «Black or white» kennt man diesen umwerfenden Effekt, wo sich in bunter Folge weiße in farbige Gesichter und umgekehrt verwandeln.

All diese unglaublichen Tricks verkörpern die Sehnsucht, Erdachtes zu realisieren: nicht bloß die Alpha-Welt nachzubilden, sondern Neues, Unmögliches, Ungeahntes direkt aus dem Kopf, aus der Fantasie zu erschaffen.

Das mag faszinierend sein, aber es wird immer gemessen werden an den beiden Limits menschlicher Natur: Erstens seiner generellen Ermüdbarkeit für Laufbilder und zweitens seiner Fähigkeit, in diese Laufbilder emotionell voll einzusteigen, sie mit seiner ganzen Person zu erleben, mit ihnen mitzuleben und sie damit erst zum Leben zu erwecken.

Die allgegenwärtige «Bestrahlung» der Erdoberfläche mit vielfältigen medialen Laufbildern wird nichts und niemand rückgängig machen können, im Gegenteil, sie wird langfristig sicher noch weiter zunehmen.

Doch abseits technischer Weiterentwicklungen wird die Frage lauten: kann das Medium mit seinen unerhörten Möglichkeiten, kann die Beta-Welt wenigstens eine kleine Nische übrig lassen für eine neue Bildkultur, die den Menschen nicht bloß abstumpft? Eine Bildkultur, die ihn bereichert und nicht nur seine Sensibilität abnützt, bis zur Stumpfsinnigkeit.

Vielleicht könnte das ein TV sein, das auch auf den nachdenklichen Zuschauer setzt, das sich vielleicht erst nach einer Anlaufzeit von ein bis zwei Jahren – dann aber ziemlich sicher – durchsetzen würde. Möglicherweise gefällt den Menschen das heutige Schmalspur-TV gar nicht so sehr, möglicherweise unterschätzt man sie, und sie würden ein weit höheres Niveau akzeptieren, wenn man es ihnen nur anböte. «Mut zur Durststrecke, nicht nur Jagd nach Einschaltquoten» sagt Hertha Sturm. Denken Sie nur an die TV-Serien, die nach einem anfänglichen Flop der Pilotsendung fast abgesetzt worden wären und später Welterfolge wurden.

Aber unter dem Druck des Kommerzes bringt kein Verantwortlicher heute noch die Geduld auf, die Durststrecke einer Serie trotz anfänglich mieser Quoten und Kritikerhäme durchzuhalten. Stoffe werden nach (vermeintlicher?) Kommerzialität gewebt, gefärbt und zugeschnitten und «der Autor ist nur das Schaf, das über den Verlust der Wolle meckert» [47].

Trotzdem möchte ich mich Frau Sturm vollinhaltlich anschließen, daß höherqualitatives TV zwar nicht so rasch (und strohfeuerartig) angenommen wird, daß es vielleicht eine Durststrecke überwinden muß, dann aber vielleicht umso intensiver und auch dauerhafter akzeptiert würde.

Ob hier nun neue Wege beschritten werden oder nicht. Immer wird es – wie mit allen Meilensteinen der Menschheitsgeschichte, die jeweils ihre guten und schlechten Seiten haben – an uns selbst liegen, sie richtig zu nutzen. An der Verantwortlichkeit der Menschen – zuerst für sich selbst und dann für ihre Kinder – wird es gelegen sein, die unglaublichen Möglichkeiten eines Mediums zu nützen, das zur großen Bereicherung der Menschheit geeignet ist.

6.4 Die Metamorphose der Alpha-Welt

Das Beispiel vom Sport in den Bildmedien mag es erhellen: Sportliche Wettkampfveranstaltungen sind heute etwas, was nur stattfindet, solange Menschen zusehen. Der TV-Sport formt aus der realen, mitunter langweiligen Sportveranstaltung immer ein spannendes Ding. Und am Ende ist die Kunstwelt viel spannender als das Original.

Dazu überschlagen sich Reporter in verbalem Overkill für die jeweils einzigartige Superlativ-Jahrhundert-Veranstaltung, natürlich immer mit einem «Herzschlagfinale». In Wahrheit aber stehen am Pistenrand des Schiweltcuprennens bloß 200 oder 300 frierende Zuseher, inklusive gekaufter Schulklassen, die wenigstens den Bonus haben, wirklich live dabei gewesen zu sein. Das ist nicht viel, aber immerhin etwas, was die Mattscheibe nicht bieten kann.

Im Studio wird sodann ein Werk aus heiligen Nichtigkeiten ganz neu erschaffen, das – und jeder, der einmal vor Ort dabei war, weiß es – mit dem ursprünglich stattgehabten Sportereignis kaum mehr etwas gemein hat. Alle duzen sich, alle sind Sport-Fans, und alle haben «*Fun und unwahrscheinlichen Bock*» auf das, was sie da machen [Der Spiegel].

Eine neue Wirklichkeit ist entstanden und das Abbild ist weit schöner, schneller, reiner und schillernder als das Original. Sportler liefern hier nur noch das Rohprodukt. Sport-TV hat die Realität längst überholt und erfindet sie ein zweites Mal. Getreu dem Slogan: Nicht bloß dabei zu sein, sondern mitten drin. Sportarten werden, ja müssen aussterben, wenn sie auf der Mattscheibe nicht spektakulär genug kommen.

Vice versa wird TV neue Sportarten hervorbringen müssen, eigens für die Mattscheibe kreierte Super-Sportarten, am besten Mischungen aus Game-Show, Brutalo-Movie und Reality-TV. Denn TV braucht täglich neue Geschichten, täglich neue Nahrung von Lichtgestalten, Machern, Matadoren, Zampanos. Und sollten die fehlen, dann muß die ganze Aufregung eben künstlich erzeugt werden, mit Zeitraffer, Super-Slow-Motion, Schnitt und Gegenschnitt, dann muß die kleine Meinungsverschiedenheit zwischen Sportler und Trainer eben artifiziell zugespitzt werden, indem man sie mit der Cutter-Schere wie Bluthunde aufeinanderhetzt. Für die Sensationsgier des Publikums, und um den Stammtischen Gesprächsstoff zu liefern. Denn alles ist erlaubt, was das Geschäft ankurbelt.

> «*Wenn einer vor den TV-Sportkameras drei Kopfballtore in einem Fußballspiel macht, ist er fürs Fernsehen gleich der beste Mann der Liga. Der Trainer hat es dann schwer, die Köpfe der Spieler überhaupt noch mit sachlichen Argumenten zu erreichen*» (ein Trainer der deutschen Fußball-Bundesliga, 1995).

Und niemand hat Interesse daran, die anderen Seiten des Sports, wie z. B. Gewalt oder Doping, wirklich auszuleuchten und aufzuarbeiten. Sowas flackert höchstens vereinzelt auf in kurzlebigen Cover-Stories, die möglichst den Tod eines Sportlers oder wenigstens seinen persönlichen Niedergang zum Höhepunkt haben.

Sehr viele Dinge geschehen heute bloß um des Mediums willen. Und nicht zuletzt werden heute Gewaltverbrechen begangen mit Blickrichtung auf ihre mediale Wirksamkeit, für die Öffentlicheit, für das Fernsehen. Der Mord an John Lennon im Jahre 1980 ist nicht der Anfangspunkt einer langen Reihe.

Längst hat die TV-induzierte Metamorphose der Alpha-Welt eingesetzt, hat die Beta-Welt begonnen, die Realität nach ihrem Bild zu adaptieren, hat die Beta-Welt begonnen, die Alpha-Welt zu verändern.

Literatur

1 Van Evra J (1990) Television and child development. L. Erlbaum associates publishers. Hillsdale, N. Jersey, USA.

2 Postman N (1983) Das Verschwinden der Kindheit. Frankfurt/Main: Fischer Taschenbuch Verlag.

3 Winn M (1985) The plug-in drug. New York: Penguin Books.

4 Piaget J (1992) Das Erwachen der Intelligenz beim Kinde. München: DTV/Clett-Cotta.

5 Piaget J (1974) Der Aufbau der Wirklichkeit beim Kinde. Stuttgart: Klett.

6 Piaget J (1983) Meine Theorie der geistigen Entwicklung. Frankfurt/Main: Fischer Taschenbuch.

7 Postman N (1985) Wir amüsieren uns zu Tode. Frankfurt/Main: S. Fischer.

8 Mizukami K, Ishibashi M (1990) Very young infants yawn or cry after watching animated programs. J Dev Behav Pediatr 11 (3): 163.

9 Geretschläger X (1990) Medienkonsum im Kindesalter, S 104–8. In: Unsere Kinder. Österr. Institut für Berufsbildungsforschung, Wien.

10 Abelman R (1989) From here to eternity. Children's acquisition of understanding of projective size on television. Hum Comm Res 15: 463–81.

11 Pretis S (1986) Können Vorschulkinder Fernsehprogramme verstehen? Publizistik 31 (1, 2): 138–46.

12 Salomon G (1979) Interaction of media, cognition, and learning. S. Francisco: Jossey-Bass.

13 Blosser B J, Roberts D F (1985) Age differences in children's perceptions of message intent. Responses to TV news, commercials, educational spots, and public service announcements. Comm Res 12: 455–84.

14 Flavell J H, Everett B A, Croft K, Flavell E R (1981) Young children's knowledge about visual perception: Further evidence for the level 1 – level 2 distinction. Dev Psychol 17: 99–103.

15 Longardt W (1991) Bilderflut und Kinderaugen: zum sinnvollen Umgang mit Fernsehen und Bildmedien. Gütersloh: Gütersloher Verlagshaus Mohn.

16 Schneider W, Fasel Ch (1995) Schöne neue Kunstwelt. Spiegel Spezial 8/95, S 31–4.

17 Bettelheim B (1980) Brauchen Kinder Fernsehen? Televizion, Heft 1.

18 Willemsen R (1995) Fakten, Fakten, Fakten. Spiegel Special 8/95, 87–90.

19 Tonge B J (1990) The impact of television on children and clinical practice. Aust N Z J Psychiatry 24 (4): 552–60.

20 Zapotoczky H G (1982) Was sind und wie wirken traumatische Umweltereignisse? In: Österreichische Gesellschaft für Filmwissenschaft, Kommunikations- und Medienforschung (Hrsg.), Brutalität und Sexualität im Film. Schriftenreihe des österreichischen Filmarchivs 8, Wien.

21 Joy L A, Kimball M M, Zabrack M L (1986) Television and children's aggressive behavior. In: Williams T M (Ed.) The impact of television, p. 303–60. Orlando, F L: Academic Press.

22 Huesmann L R (1986) Crossnational communities in the learning of aggression from media violence. In: Huesmann L R, Eron L D (Eds.) Television and the aggressive child: A cross-national comparison. Hillsdale, N J: L. Erlbaum Associates.

23 Singer D G, Benton W (1989) Caution: Television may be hazardous to a child's mental health. Dev Behav Pediatr 1989; 10 (5): 259–61.

24 Bernard-Bonnin A C, Gilbert S, Rousseau E, Masson P, Maheux B (1991) Television and the 3- to 10-year-old child. Pediatrics 88 (1): 48–54.

25 Hauptmann W (1978) Ist Gewalt ansteckend? Kriminalistik 11, 486 ff.

26 Gerbner G, Gross L, Morgan M, Signorelli N (1980) The «mainstreaming» of America: Violence profile no 11. J Comm 30 (3): 10–29.

27 Schüler-Media-Analyse (1993) Institut für Jugendforschung, München.

28 Groebel J (1994) persönliche Mitteilung.

29 Diagnostic and statistical manual of mental disorders (DSM IV) (1995). 4. Edition. Washington D. C.: American Psychiatric Association.

30 A J Ayres (1973) Sensory integration and learning disorders. Los Angeles: Western Psychological Services.

31 Nielsen C (1990) Report on Television. Northbook, I L: A C Nielsen Company.

32 Comstock G (1980) New emphases in research on the effects of television and film violence. In: Palmer E L, Dorr A (Eds.) Children and the faces of television. San Diego: Academic Press.

33 Hauptmann W (1993) Mediengewalt und Kinderschutz. Prolog zur Konvention der Vereinten Nationen über die Rechte des Kindes. In: Expertenbericht zum «UN-Übereinkommen über die Rechte des Kindes». Bundesministerium für Umwelt, Jugend und Familie, Wien.

34 Winn M (1979) Die Droge Wohnzimmer. Rowohlt.

35 Dietz W H, Gortmaker S L (1985) Do we fatten our children at the television set? Obesity and television viewing in children and adolescents. Pediatrics 75: 807–12.

36 Gortmaker S L, Dietz W H, Cheung L W (1990) Inactivity, diet, and the fattening of America. J Am Diet Assoc 90 (9): 1247–52.

37 Singer J L, Singer D G (1984) Intervention strategies for children's television. In: Murray J P, Salomon G (Eds.) The future of children's television, p 93–02. Boys Town, NE: Father Flanagan's Boys Home.

38 Tucker L A (1987) Television, teenagers, and health. J Youth Adol 16: 415–25.

39 Collins W A, Sobol B L, Westby S (1981) Effects of adult commentary on children's comprehension and interference about a televised aggressive portrayal. Child Dev 52: 158–63.

40 Fernseh-Richtlinie der Europäischen Union vom 17.10.1989 (Art.22) und Europarat-Übereinkommen über das grenzüberschreitende Fernsehen vom 5.5.1989 (Art. 7).

41 Schmidtchen St (1989) Kinderpsychotherapeutische Grundlagen, Ziele, Methoden. Stuttgart, Kohlhammer Verlag.

42 Engfer A (1993) Kindesmißhandlung und sexueller Mißbrauch. In: Markefka M, Nauck B (Hrsg.) Handbuch der Kindheitsforschung. Berlin: Neuwied. S. 617–30.

43 Expertenbericht zum «UN-Übereinkommen über die Rechte des Kindes». Österreichisches Bundesministerium für Umwelt, Jugend und Familie (1993).

44 Europäische Konvention zum Schutz der Menschenrechte, Art. 17 lit. e.

45 Salzburger Jugendschutzgesetz 1985, § 14, Abs. 3.

46 Patton L, Shelov S, Stern L (1990) Children, adolescents, and television. Committee on Communications. Pediatrics 85 (6): 1119–20.

47 Bickerich W (1995) Öfter mal saunen. Spiegel Special, 8/95, S. 100–3.

48 Wober J M (1988) The use and abuse of television. L. Erlbaum associates, publishers. Hillsdale, N. Jersey, USA.

Anzeigen